Libro de la presión sanguínea:

Cómo bajarla y mantenerla baja

Stephen P. Fortmann, M.D.
Prudence E. Breitrose

Centro de Investigación para la Prevención
de Enfermedades en Stanford

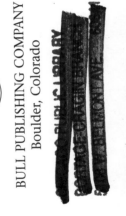

BULL PUBLISHING COMPANY
Boulder, Colorado

Derechos de autor © 2006 por Bull Publishing Company
Bull Publishing Company
P.O.Box 1377
Boulder, Colorado 80306
Teléfono (800) 676-2855
www.bullpub.com

ISBN-13: 978-0-923521-98-1
ISBN-10: 0-923521-98-4

Distribuido por:
Publishers Group West
1700 Fourth Street
Berkeley, CA 94710

Library of Congress Cataloging-in-Publication Data

Fortmann, Stephen P.
    [Blood pressure book. Spanish]
    Libro de la presión sanguínea: cómo bajarla y mantenerla baja /
    Stephen P. Fortmann, Prudence E. Breitrose
        p. cm.
    ISBN-13: 978-0-923521-98-1
    ISBN 10: 0-923521-98-4
    1. Hypertension—Popular works. I. Breitrose, Prudence E. II. Title.
RC685.H8F62418 2006
616.1'32—dc22

2006018281

Manufacturado en los Estados Unidos de América
10 9 8 7 6 5 4 3 2 1

Publicador: James Bull
Diseño de portada: Lightbourne Images
Diseño de interior y composición: Dianne Nelson, Shadow Canyon Graphics

AGRADECIMIENTOS

Los autores quisieran agradecer la contribución del Centro de Investigación para la Prevención de Enfermedades en Stanford, cuyo personal de investigación ha desarrollado programas de autoayuda para cambios en comportamiento en los cuales se basan algunas de las secciones de este libro.

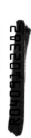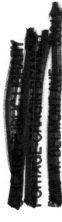

iii

PREFACIO

¿Qué se necesita para hacer que las personas con alta presión sanguínea hagan algo al respecto?

Aunque millones de aquellos con alta presión sanguínea están cuidando su problema y pueden esperar vidas largas y saludables, también hay millones que no. Se estima que de los cincuenta millones de personas en este país cuyas presiones están muy altas, dos terceras partes no han logrado controlarla (o en algunos casos, ni lo han intentado). Como resultado, están a mayor riesgo para sufrir una apoplejía o de enfermedad cardiaca. Esto es trágico. Comparado con otras condiciones que amenazan su vida, la alta presión sanguínea es una de las las más simples de tratar; prácticamente en todos los casos, la presión puede ser bajada a niveles seguros, a menudo sin medicamentos.

Entonces, ¿por qué las personas no logran bajar su presión sanguínea? Una razón es que muchos no saben que la tienen alta ya que usualmente la alta presión sanguínea no presenta síntomas. Pero hay millones que sí saben que tienen alta presión sanguínea—y aún no están tomando los pasos relativamente sencillos que podrían resolver su problema por completo.

La situación ahora se considera aún más seria. Nuevos estudios han mostrado que los niveles de presión sanguínea que antes eran llamados "normal alto" en realidad comienzan a producir cambios dañinos en el cuerpo. Como resultado, a millones de americanos ahora se le está diciendo por primera vez que tienen "prehipertensión". Aunque estos no necesitan medicamentos, se les está aconsejando que tomen pasos que regresaran a su presión a niveles normales.

¿Qué pasos? Usted los encontrará en este libro, los cuales pueden ayudar a cualquiera—desde aquellos con prehipertensión (o que quieren evitarla) y aquellos con alta presión sanguínea extensa que requiere medicamentos.

Como lo saben bien muchos médicos, decirle a los pacientes lo que deben hacer para mejorar su salud es muy poco probable que sea efectivo. Es por eso que nosotros agradecemos enfoques del tipo ofrecido en este libro. En lugar de simplemente informar a las personas acerca de los riesgos, el libro guía a sus lectores a tomar acción. Le permite desarrollar su propio programa personal de control de presión sanguínea paso a paso.

Primero, el libro anima a sus lectores a aprovechar el sistema médico, trabajando con sus médicos para encontrar el medicamento correcto si es necesario. Luego les dirige hacia un programa personalizado para cambiar aquellos elementos de su rutina diaria que le elevan la presión sanguínea, bien sea que necesitan controlar su peso, reducir el sodio, hacer más ejercicio, reducir la tensión—o todos. En todos los casos, los lectores son ayudados por exámenes cortos y auto evaluaciones que les permite encontrar el punto de partida apropiado para hacer los cambios y medir su progreso.

La alta presión sanguínea no es un misterio. Su tratamiento es una de las historias exitosas de la ciencia médica. Sólo hay un problema—el paciente tiene que escoger ser parte de la historia. Si ésta es su decisión, como verá con este libro, su alta presión sanguíneata podría quedarse en el pasado.

El Dr. Stephen Fortmann y Prudence Breitrose han sido parte de un equipo de investigación y educación en el Centro de Investigación para la Prevención en Stanford y han sido unos de los contribuyentes principales para lograr la meta del Centro de poner en acción la ciencia.

El Dr. Fortmann, ahora director del Centro, ha llevado a cabo investigaciones acerca de los métodos de tratamientos de sin drogas para la alta presión sanguínea y ve muchos pacientes con alta presión sanguínea en la Escuela de Medicina de la Universidad de Stanford, donde es director de la Clínica de Cardiología Preventiva. El papel de Prudence Breitrose ha sido el de crear los materiales educativos que dieron al público las ideas, motivos y destrezas necesarios para atacar sus problemas de salud—incluyendo la alta presión sanguínea. Este trabajo es un excelente ejemplo de trabajo en equipo entre la ciencia y la comunicación y puede tener un gran impacto en la vida de todos aquellos que lo leen y siguen sus recomendaciones.

John W. Farquhar, M.D.
Profesor Emérito de Medicina, Escuela de Medicina
de la Universidad de Stanford,
Fundador, Centro de Investigación para la
Prevención de Enfermedades en Stanford

CONTENIDO

Introducción

Este libro es para personas que están preocupadas acerca de la presión sanguínea alta por una de las siguientes razones:

- Ya la tienen alta;
- Su presión está dando señales de que está en aumento y ellos necesitan controlarla;
- Tienen alta presión sanguínea en la familia y no quieren que la historia se repita;
- Simplemente quieren evitarlo.

ACERCA DEL LIBRO

Además de darle información básica acerca de las causas y tratamientos de la presión sanguínea alta, este libro le provee unos cuantos "exámenes" que le ayudarán a saber dónde usted se encuentra y le guían hacia consejos prácticos que son diseñados para sus necesidades. Estos consejos son desglosados en una serie de pequeños pasos que, individualmente, son fáciles de tomar. Para el final del libro, los pequeños cambios resultarán en un estilo de vida que le ayudará a bajar su presión (o prevenirle que suba) y mejorará su salud en general.

Hay tres partes principales.

Parte 1: ¿Qué Está Pasando?

- Entender su presión
- Trabajando con su doctor
- Entender y tomar medicamentos (si lo necesita)

Parte 2: ¿Qué Cambios Usted Necesita Hacer?

- Identificar sus propias necesidades
- Planificar los cambios

La parte 3, Haciendo Cambios, está dividida en cinco secciones:

Sección 1: Sodio

- Cómo el sodio afecta su presión sanguínea
- Encontrar los alimentos altos en sodio
- Aprender a vivir con menos sodio

Sección 2: Peso

- Cómo el peso afecta su presión sanguínea
- Cómo bajar su peso sin pasar hambre

Sección 3: Ejercicio

- Cómo la actividad física hace la diferencia
- Cómo comenzar un programa de caminar
- Otras alternativas para ejercicios

Sección 4: Tensión

- Qué le hace la tensión a su presión sanguínea
- Identificar las causas de tensión en su vida
- Qué usted puede hacer para reducir (o vivir con) su tensión

Sección 5: Afinando su vida

- Cosas para pensar: alcohol, nicotina y cafeína

PARTE 1

¿Qué Está Pasando?

Ésta es la manera como se *supone* que trabaje la presión sanguínea:

A medida que el corazón empuja la sangre a través de las arterias, la sangre está constantemente bajo presión, similar a como el agua dentro de una manguera está bajo presión cuando se abre el grifo. La presión cambia cientos de veces al día a medida que las diferentes partes del cuerpo hacen nuevas demandas por el oxígeno y los nutrientes que son cargados por la sangre. El corazón puede bombear más fuerte y los vasos sanguíneos se expanden o contraen para dirigir la sangre a las partes del cuerpo que la necesitan.

Por ejemplo, si sus piernas están trabajando fuerte para ayudarle a subir una cuesta, la presión aumentará según el corazón palpita más fuerte para suplirle oxígeno. Lo mismo puede ocurrir si está bajo tensión y su cuerpo se prepara para acción. Cuando se calma o deja de hacer ejercicios—si todo está bien—la presión regresa a lo normal.

Desgraciadamente, no siempre funciona así. Si usted tiene la presión sanguínea alta o **hipertensión** como es llamado, la presión se mantiene todo el tiempo en un nivel más alto de lo que debería ser. Esto significa que las arterias pequeñas en su cuerpo no se están abriendo lo suficiente para permitir el flujo libre de sangre. Como resultado, la sangre se acumula y hay presión hasta el corazón. La presión empuja fuertemente contra las paredes de las arterias, similar a como el agua empuja contra las paredes de una manguera si cubre parcialmente el extremo con su dedo pulgar. Esto puede causar daños, como verá en la página 5.

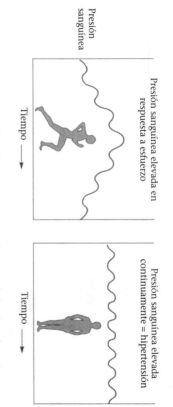

Presión sanguínea

Presión sanguínea elevada en respuesta a esfuerzo

Tiempo →

Presión sanguínea elevada continuamente = hipertensión

Tiempo →

La presión sanguínea saludable aumenta cuando se está ejercitando o si está emocionado acerca de algo, pero luego vuelve a bajar. Cuando usted tiene la presión sanguínea alta, se mantiene alta la mayor parte del tiempo.

¿QUÉ MANTIENE LA PRESIÓN MUY ALTA?

En muy pocos casos la alta presión sanguínea es causada por una condición específica como lo es la enfermedad renal. En la mayoría de los casos el problema está en el propio sistema de regulación para la presión sanguínea. Cuando todo está bien, el sistema de control de la presión sanguínea está fijado para mantener una presión específica—similar a cómo un termostato es fijado para mantener la temperatura de una habitación. En las personas con alta presión sanguínea, el nivel base simplemente está fijado muy alto. Todos los componentes del sistema trabajan para mantener ésta presión alta, cerrando los vasos sanguíneos por donde pasa la sangre, reteniendo muchos fluidos y sodio en la sangre y así sucesivamente.

Buscando Causas

Si su presión sanguínea se mantiene alta todo el tiempo y no está siendo afectada por alguna otra enfermedad, su condición se llama **hipertensión primaria**. "Primaria" en este caso, significa que no hay *otra* enfermedad que está causando que su presión sanguínea aumente. "Hipertensión" significa que la tensión en las arterias es alta. (Hipertensión primaria a veces es llamada "hipertensión esencial", pero este término es incorrecto.)

Los doctores no conocen precisamente *por qué* una persona desarrolla hipertensión, mientras que otra persona con exactamente los mismo hábitos de vida y de alimentación mantiene una presión sanguínea saludable por toda su vida. Pero ellos no saben qué hace más probable el que su presión sea demasiado alta:

Su familia Usted puede haber heredado una tendencia de tener alta presión sanguínea. Si sus dos padres la tenían, esto aumenta sus probabilidades por un 30%.

Su raza Por alguna razón, los afroamericanos son más probables de desarrollar alta presión sanguínea y de tenerla en una forma más severa.

Su peso La presión frecuentemente está asociada con el exceso de peso, y es más probable de aumentar con la edad si usted está sobrepeso.

Sal La ingestión de sal definitivamente está vinculada con la hipertensión, con algunas personas que son mucho más sensibles a la sal que otras.

Alcohol Usted es más probable de desarrollar alta presión sanguínea si toma más de dos bebidas alcohólicas al día.

Personalidad La hipertensión puede ser más común en aquellos con ciertos rasgos de personalidad, tales como actitudes hostiles, urgencia por el tiempo e impaciencia.

LO QUE LA PRESIÓN ALTA LE HACE A USTED

Cuando hay alta presión en sus arterias día tras día, mes tras mes, esto le causa desgaste y deterioro a las paredes de las arterias. Esto puede afectarle de varias maneras:

• Cuando las paredes de las arterias se deterioran, el colesterol y otros materiales pueden quedar atrapados en los lugares ásperos y acumularse en las arterias hasta el punto en que pueden ser bloqueadas. Si esto ocurre en las arterias coronarias que suplen sangre al músculo del corazón, el resultado puede ser un ataque al corazón. Si ocurre en una arteria que suple sangre al cerebro, el resultado es una apoplejía.

- A veces la presión puede debilitar las paredes de las arterias hasta el punto en que pueden reventar. Esto causa una apoplejía si ocurre en el cerebro o sangrado masivo si ocurre en otra parte.

- A través de los años, la alta presión sanguínea puede causar daño al corazón, lo cual produce fallo cardíaco; en los ojos, produciendo ceguera; o en los riñones produciendo un fallo renal.

La alta presión sanguínea es especialmente seria para personas con altos niveles de colesterol en su sangre.

¿Por qué? El exceso de colesterol en la sangre forma **placa** en los lugares donde las arterias han sido dañadas por la alta presión sanguínea. Esto significará un mayor riesgo a que la arteria sea bloqueada, produciendo un ataque al corazón o una apoplejía.

La alta presión sanguínea es especialmente dañina para personas que fuman.

¿Por qué? El humo del tabaco hace daño a las paredes de las arterias. Si la alta presión sanguínea también las está afectando, entonces sus arterias reciben el doble del daño.

La alta presión sanguínea es especialmente dañina para mujeres que toman píldoras anticonceptivas.

¿Por qué? Existe una mayor tendencia para formar coágulos de sangre cuando usted está tomando píldoras anticonceptivas y estos pueden bloquear las arterias que han sido afectadas por la alta presión sanguínea.

Cómo se acumula el riesgo

Por sí sola, la alta presión sanguínea puede duplicar o inclusive triplicar el riesgo de un ataque cardíaco o una apoplejía. Si usted también fuma o tiene el colesterol alto, el riesgo puede duplicarse nuevamente y si tiene los tres problemas, el riesgo ciertamente se vuelve muy alto.

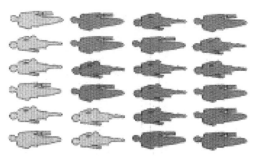

Aproximadamente una de cada tres personas de los más de cincuenta millones de americanos con alta presión sanguínea desconocen de su condición.

Todo esto sería alarmante si usted no pudiera hacer nada acerca de la alta presión sanguínea—pero si puede. Así que, antes de sentirse apenado por sí mismo, considere estos hechos:

1. Cuando usted haya leído este libro no solamente habrá reducido su alta presión sanguínea (o el riesgo de obtenerla), sino que también puede haber reducido el riesgo para otras enfermedades, incluyendo enfermedad cardiaca y algunos tipos de cáncer. También hará más que prevenir enfermedades; usted deberá acabar con más energía y placer para vivir que cuando empezó.

2. Si usted ha sido diagnosticado con alta presión sanguínea (o con prehipertensión), ¡usted está mucho mejor que los millones de americanos que tienen alta presión sanguínea y no lo saben! Es estimado que de los 50 millones de personas con alta presión sanguínea en este país, aproximadamente una de cada tres personas pueden no saber de su problema—**porque usualmente no hay síntomas.** Estas personas pueden continuar aumentando su riesgo para desarrollar problemas de salud. Usted, sin embargo, puede hacer mucho para reducir sus riesgos—comenzando ahora.

MEDIR LA PRESIÓN SANGUÍNEA

Usualmente no hay síntomas cuando la presión sanguínea es alta, aun cuando la presión está peligrosamente alta. Por esto es importante tener la presión medida regularmente, o medirla usted mismo.

A través de este libro, usted encontrará exámenes rápidos que le ayudarán a saber donde usted se encuentra. El primer examen es acerca del conocimiento de su propia presión. Si no lo puede completar ahora, regrese cuando conozca acerca de su presión.

EXAMEN NO. 1:
SU PRESIÓN

Si usted conoce su presión, escriba los números aquí:

Número alto (Sistólica): _____

Número bajo (Diastólica): _____

Fecha: _____

Cómo fue su presión medida (escoja una)

___ Doctor o enfermera

___ Máquina automática operada por monedas

___ Su propio equipo

___ Equipo de otra persona

___ Otro _____

*Tener su presión medida
(o medirla usted mismo)
no duele—es sólo un
pequeño apretón.*

Cómo Se Mide la Presión

El monitorear su presión sanguínea es uno de los exámenes más simples que usted puede tener, al igual que uno de los más importantes. Además es sin dolor.

Hay muchos aparatos para medir la presión sanguínea, pero éste es el sistema básico:

1. Una abrazadera aprieta la parte superior de su brazo hasta que el flujo de sangre a través de la arteria principal en el brazo es cortado brevemente.

2. A medida que la presión es liberada gradualmente, la máquina (o alguien con un estetoscopio, escuchando sonidos) puede decir a que punto la sangre empieza a fluir a través de la arteria otra vez. Este es el momento cuando la presión en la arteria es mayor que la presión en la abrazadera. Este es el número alto (sistólica) dando la presión cuando el corazón está latiendo (contrayéndose).

3. A medida que la presión en la abrazadera continua bajando, la máquina (o la persona con el estetoscopio) puede captar el punto donde la presión en la arteria es igual a la presión en la abrazadera entre latidos del corazón. Este es el número bajo (diastólica), dando la presión entre contracciones.

Rango de Presión Sanguínea

Niveles de Presión		
	Sistólica Menos de 120	Diastólica Menos de 80
Prehipertensión	120–139	80–89
Etapa 1 Hipertensión	140–159	90–99
Etapa 2 Hipertensión	160 y más	100 y más

Algunas veces las personas tienen una presión sistólica excelente pero tienen una diastólica muy alta, o vise versa. Esto requiere atención, de la misma manera como si ambas estuviesen altas, porque cada número es importante.

Confiando en los Números

La presión sanguínea sube y baja de acuerdo con lo que usted esté haciendo. Por ejemplo, aumentará si usted está emocionado, o cuando está ejercitándose, y bajara nuevamente cuando usted esté relajado. Los números también pueden variar de acuerdo con el equipo o la habilidad de la persona usándolo.

He aquí unas preguntas para ayudarle a decidir si su medida de presión sanguínea más reciente es confiable:

¿Fue su presión sanguínea medida por alguien que sabía lo que él o ella estaba haciendo?

Los doctores, enfermeras, paramédicos y otros profesionales de la salud saben lo que hacen. Su vecino, que está probando su nuevo equipo para medir presión sanguínea, puede que no.

¿Fue confiable el equipo utilizado?

El equipo utilizado en las oficinas de doctores y clínicas puede ser confiable. También lo pueden ser algunas (pero no todas) de las máquinas operadas por monedas que están disponibles para el uso público en algunas tiendas. No todos los aparatos para medir su propia presión son tan confiables (vea la página 16 para sugerencias de compra).

¿Estaba calmado?

Tensión, emoción y actividad física pueden aumentar la presión sanguínea temporalmente. Lo mismo puede causar el café, si no está acostumbrado a él. Usted necesita estar sentado tranquilamente por un rato antes de tomar la prueba para obtener una medida válida—y no hable durante la prueba.

¿Fue su presión medida más de una vez?

Aun con las mejores técnicas de medición, la presión sanguínea

---

puede cambiar de momento a momento. Es mejor promediar tres o más medidas, preferiblemente en días diferentes—y, si es posible, a diferentes horas del día.

Usted puede que haya escuchado que la presión sanguínea aumenta con la edad—y en América esto es usualmente cierto. Pero esto no tiene que ser así. En sociedades donde las personas viven de la manera sugerida en este libro, la presión de las personas a la edad de 55 es más o menos la misma que era a los 20. Esto es una buena razón por lo cual todos en la familia deberían considerar tomar medidas para controlar su presión, aun si no está alta todavía.

Hipertensión de Chaqueta Blanca

A veces la presión sanguínea aumenta con sólo ver una chaqueta blanca—esto es, en la oficina del doctor. Algunos estudios demuestran que la *mayoría* de las personas con alta presión sanguínea muestran un aumento en la presencia de un doctor. En algunos casos, el aumento es bastante marcado.

En la oficina del doctor este efecto puede ser reducido si se sienta quietamente por un rato antes de que su presión sanguínea sea medida. Puede que le ayude tomar varios respiros profundos antes de la prueba. Y no hable durante la prueba.

Si usted y su médico sienten que no pueden obtener una lectura real cuando hay chaquetas blancas alrededor, él o ella puede sugerirle otros medios para medir su presión sanguínea. Mientras más lecturas usted obtenga para promediar, mejor. Usted podría beneficiarse de un sistema casero confiable (vea la página 16). Quizás su doctor podría proveerle un sistema ambulatorio—uno que usted carga consigo para monitorear su presión a través del día. Esto también le puede ser útil para alertarle acerca de otras circunstancias en su rutina diaria que causan que su presión aumente.

Usted no podrá obviar por completo las

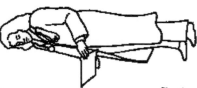

A veces simplemente ver una chaqueta puede aumentar la presión.

medidas en la oficina del doctor, ya que estos son los números que forman la base de lo que conocemos acerca de la alta presión sanguínea. Así que hable con su médico para encontrar maneras para reducir su nivel de tensión. (¡Quizás él o ella podría quitarse la chaqueta blanca!)

TRADUCIENDO LOS NÚMEROS

Si Su Presión Es "Normal"

Si su presión es menos de 120/80, este libro le ayudará a mantenerla así.

Si Usted Tiene Prehipertensión

La prehipertensión es el término usado ahora cuando la presión sistólica está entre 120 y 139, y/o la presión diastólica está entre 80 y 89. Los estudios muestran que la presión en este rango necesita atención por dos razones:

- Cualquier presión por encima de lo "normal" puede aumentar su riesgo de un ataque cardiaco o una apoplejía.

- Una vez su presión ha comenzado a aumentar, hay una buena probabilidad de que seguirá aumentando y usted es probable de tener presión sanguínea seriamente alta dentro de varios años, a menos que haga algunos cambios.

Comenzando en 115/75, el riesgo de la enfermedad cardiaca se duplica con cada 20 puntos de presión sistólica y 10 puntos de presión diastólica.

Si Su Presión Es "Alta"

Cuando la presión está alta (mayor de 140/90) necesita atención seria. Si no está muy por encima de 140/90, probablemente puede

Hasta recientemente, los doctores pensaban que el número pequeño en la lectura de la presión sanguínea era el más importante. Pero nuevos estudios muestran que la presión sistólica de más de 140 aumenta el riesgo de enfermedad cardiaca mucho más que un número alto de presión diastólica, particularmente para personas mayores de 50 años.

ser tratado sin medicamentos, pero usted necesita tomar esa decisión con su doctor. Ya sea que obtenga medicamentos o no (vea la página 17 para más acerca de esto), su presión definitivamente tiene que reducirse.

TRABAJANDO CON SU DOCTOR

Puede que su alta presión haya sido detectada en una visita médica de rutina, en cuyo caso su doctor sabrá acerca de ello. Pero si usted se entera de otra manera (por ejemplo, en una máquina operada por monedas) y su presión está en o por encima del límite, usted debería hacer una cita para discutirlo con su médico.

Comunicándose con Su Doctor

Aquí hay algunos consejos para ayudarle a hacer lo mejor de su tiempo con su doctor:

- Antes de la cita haga anotaciones acerca de cualesquiera preguntas usted quiere preguntarle.
- Asegúrese que usted entiende todo lo que su doctor le dice. Si no está claro, pídale que lo repita.
- Haga anotaciones de instrucciones o pídale a su doctor que las escriba o le de información impresa.
- Antes de irse, asegúrese que usted sabe cuando debería tener otra cita, y qué debería hacer hasta entonces.
- Si usted encuentra que su doctor no le contesta sus preguntas o no puede explicarle las cosas de una manera que le satisface, considere cambiar de doctor. Usted podría estar tratando su alta presión sanguínea por el resto de su vida y es importante que usted sienta desde el comienzo que usted y su doctor se entienden.

Examinación

Si su presión sanguínea es más alta de lo que debería ser, el doctor querrá examinarle más cuidadosamente para determinar que tan serio es el problema. Como parte de la examinación, él o ella probablemente hará lo siguiente:

- Medirá la presión en ambos brazos, sentado y de pie
- Hará preguntas acerca de la salud de sus padres, hermanos y hermanas
- Examinará su peso y su estatura
- Tomará una muestra de orina para examinar sus riñones
- Preguntará cuanto sodio usted ingiere, especialmente en forma de sal
- Le hará preguntas acerca de su ingreso de cafeína y alcohol, hábitos de ejercicios y tensión
- Preguntará acerca de otras drogas que usted está tomando, tales como píldoras anticonceptivas, descongestionantes, remedios herbarios e inclusive drogas ilícitas
- Le preguntará acerca de otros hábitos de salud que podrían hacer más peligrosa su alta presión sanguínea, tales como el fumar o el llevar una dieta alta en grasa

El médico podría hacer arreglos para hacerle pruebas para examinar sus niveles de colesterol y potasio y otras pruebas según sea necesario.

MONITOREAR SU PRESIÓN

Las personas que examinan su presión sanguínea regularmente la pueden controlar mejor que aquellas que no lo hacen. Esto evita sorpresas desagradables y también le permite ver que tan bien están funcionando sus medidas para el control de su presión sanguínea. En las etapas tempranas de su campaña para reducir su presión usted debería examinar su presión cada dos o tres semanas. Luego, una vez al mes es suficiente.

- Haga arreglos para que su presión sea medida por una enfermera en la oficina del doctor o quizás en su trabajo.
- No utilice las máquinas automáticas u operadas por monedas a menos que usted esté seguro que están bien ajustadas y calibradas.

SU COLESTEROL

Los niveles altos de colesterol combinados con la alta presión sanguínea pueden aumentar grandemente su riesgo de un ataque cardiaco.

Hay tres números a considerar: el colesterol total; la lipoproteína de baja densidad (low-density lipoprotein, LDL), la cual es particularmente dañina, y la lipoproteína de alta densidad (high-density lipoprotein, HDL) la cual en realidad puede prevenir los ataques cardiacos.

Colesterol total

Deseable	Menos de 200
Also riego marginal	180–200
Also riesgo	240 y más

Colesterol LDL

Ideal	Menos de 100
Bueno	100–129
Alto riego marginal	130–159
Alto riesgo	160–189
Muy alto riesgo	190 y más

Colesterol HDL

Alto riesgo	Menos de 40
Mediano	40–59
Deseable	60 y más

Ajustando los Niveles de Colesterol

Aunque este libro está enfocado hacia reducir la alta presión sanguínea, también podría darle un perfil de colesterol más saludable. Si su colesterol total es muy alto su doctor podría sugerirle medidas especiales, incluyendo medicamentos, para reducirlo. Aunque le hayan dado medicamentos o no, usted debería reducir las grasas en su dieta (vea la página 72), bajar de peso (página 62) y hacer más ejercicios regularmente (página 91). El bajar de peso y ejercitarse más aumentarán su proporción de LAD, lo cual puede ser particularmente importante para las mujeres. Estudios recientes indican que estas pueden estar bajo mayor riesgo de un ataque al corazón si su nivel de LAD es menor de 45.

¿Debería Comprar mi Propio Equipo?

En años recientes, los aparatos para monitorear la presión sanguínea se han vuelto más fáciles de usar. Muchos de ellos son suficientemente precisos para ayudarle a mantener un registro de cambios.

Hay dos tipos principales de aparatos para monitorear la presión sanguínea en su hogar:

Tipo Manual Aneroide

Estos tienen una abrazadera, un estetoscopio y un indicador. Son precisos y más económicos que los de tipo digital, pero algunos pueden ser más difíciles de utilizar si no tiene un ayudante. Los mejores tienen el estetoscopio incluido en la abrazadera y un broche de metal que mantiene la abrazadera en forma circular.

Tipo Digital

Estos son más caros que los de tipo manual, pero son mucho más fáciles de usar. Los mejores tienen una abrazadera que se infla sola y lo único que usted tiene que hacer es leer los números en la pantalla. Algunos tipos miden la presión en la muñeca o en el dedo pero estos no se consideran lo suficientemente precisos.

Si usted planea utilizar su propio equipo:

- Asegúrese que la abrazadera le sirva. Si es necesario, ordene una de tamaño extra-grande o extra-pequeño.

- Mantenga un diario de sus medidas de presión caseras y lléveselo a su médico. Si hay una gran diferencia, su doctor podría pedirle su equipo para verificar su precisión.

Tomando Su Presión Sanguínea

Recuerde que la presión sube y baja con actividad, agitación, emociones o por ninguna razón en particular.

- Tome su presión (o téngala medida) aproximadamente a la misma hora del día, luego de haber estado sentado por un rato.

- No se tome la presión justo después de haber caminado, tomado café o té o de haber comido. Tampoco la tome cuando algo emocionante acaba de ocurrir.

- No se tome la presión muy seguido. Se volverá loco acerca de las pequeñas subidas y bajadas. Acuérdese que es el promedio lo que cuenta.

- Pregúntele al doctor si debería informarle los números y cuándo.

MEDICACIÓN

Dependiendo de su presión y el resto de lo que esté ocurriendo con su salud, su doctor podría recetarle medicamentos. En algunos casos, aun si la presión es alta, el doctor trabajará con usted para intentar reducir la presión naturalmente primero—le recetará medicamentos sólo si las medidas naturales no funcionan. En otros casos, usted podría necesitar los medicamentos inmediatamente. Aun si es así, su doctor le sugerirá que haga cambios en su estilo de vida para reducir su presión y para ayudar a los medicamentos a hacer su trabajo.

Los medicamentos no son para todos—pero, utilizados correctamente, podrían salvarle la vida.

NOTA: Aun si su alta presión es causada por alguna enfermedad subyacente, tal como enfermedad del riñón, con toda probabilidad tendrá que trabajar para reducir su presión, al igual que todas las demás personas con alta presión sanguínea. Es muy poco probable que haya una "bala mágica" que pueda curarle su alta presión sanguínea removiendo la enfermedad subyacente.

¿Medicar o No Medicar?

La decisión de utilizar medicamentos para tratar alta presión sanguínea debería hacerse con cuidado y reflexión. El que su doctor le recete medicamentos o no se basará en su situación médica total. Por lo general, mientras mayor sea su presión sanguínea promedio, mayor será su beneficio de los medicamentos. La mayoría de las personas con presión por encima de 160 sistólica o 100 diastólica o ambas, necesitarán estar bajo medicamentos. Sin embargo, el nivel de presión no es la única consideración. Si usted también fuma cigarrillos o tiene altos niveles de colesterol, su situación es más urgente y su doctor podría utilizar medicamentos para reducir su presión rápidamente (y también le ayudará a dejar de fumar y a reducir su colesterol). También, si su médico encuentra evidencia de que su presión alta ha comenzado a causar daño a su corazón o a sus riñones, será sumamente importante el bajar su presión efectiva y rápidamente.

Usted siempre debería sentirse libre de hacer preguntas acerca de su tratamiento de presión sanguínea y de la decisión de recetar (o no recetar) medicamentos. Después de todo, usted será quien se tome las píldoras, así que debería sentirse cómodo con la decisión de utilizarlas. En algunos casos, usted y su doctor podrían decidir esperar un tiempo y ver si el bajar de peso, hacer más ejercicio y el hacer cambios en la dieta da resultado. Quizás usted podría decidir tomar los medicamentos ahora, con la opción de parar dentro de seis meses si ha sido exitoso en cambiar su estilo de vida.

Si usted toma medicamentos para su presión sanguínea, es importante que se dé cuenta que usted no está enfermo. La medicina simplemente repone su sistema de control de presión sanguínea a su estado normal. Afortunadamente, hay muchos medicamentos diferentes que pueden hacer esto.

Lo que Hacen los Medicamentos

Los medicamentos para la presión sanguínea salvan miles de vidas todos los años, y lo hacen de varias maneras. Hay tres tipos principales de medicamentos:

- **Diuréticos** que eliminan el exceso de sodio y agua de su sistema
- **Drogas que alteran la manera que el sistema nervioso actúa sobre la presión sanguínea**, incluyendo:

  Beta-bloqueadores

  Alfa-bloqueadores

- **Drogas que relajan los vasos sanguíneos** incluyendo:

Vasodilatadores
Bloqueador de canal de calcio
Antagonista de angiotensina

El médico podría comenzar con una medicina (por lo general un diurético), y luego añadir otro tipo si es necesario. La opción podría depender de qué tipos de condiciones le están afectando actualmente. Por ejemplo, una medicina que es buena para una persona con diabetes además de alta presión sanguínea, podría no serlo para un hombre con la próstata engrandecida.

Para que tenga una idea de lo que hacen los distintos medicamentos, vea "Medicamentos para la presión sanguínea" en la próxima página.

Cómo Interactúan los Medicamentos

Su doctor tomará en consideración cualquier otro medicamento que usted está tomando, tal como insulina o píldoras anticonceptivas, cuando le recete sus medicamentos para la presión sanguínea. **Es muy importante informarle al médico acerca de otros medicamentos o drogas que usted toma regularmente, incluyendo vitaminas, drogas ilícitas, remedios herbarios y suplementos alimenticios.** Muchas medicinas para la presión sanguínea no trabajarán en combinación con otras drogas o la combinación podría resultar peligrosa.

¿Y los Efectos Secundarios?

Algunos tipos de medicamentos para la presión sanguínea no tienen ningún efecto secundario o son muy leves. Otros, podrían tener efectos diferentes en diferentes personas. Una persona podría no tener ningún problema, mientras que otra podría sufrir uno o más efectos.

Pregúntele a su doctor que efectos secundarios puede esperar. Si usted experimenta alguno, mantenga un registro de cuándo ocurre y que tan severo fue. Si los efectos son muy severos, llame a su doctor. De lo contrario, espere hasta su próxima visita para discutirlos. ¡No sufra en silencio! Su doctor probablemente podría cambiarle

Medicamentos para la Presión Sanguínea

Tipo de Medicamento	Lo que Hace	Comentarios	Efectos Secundarios
Diuréticos	Eliminan el agua y el sodio a través de la orina para reducir la presión	Estas "píldoras de agua" usualmente se utilizan con otras drogas	Pueden incluir cambios en los niveles de colesterol, gota, impotencia y mareos
Beta-bloqueadores	Reducen los efectos de la adrenalina, causando que el corazón palpite con menos frecuencia y con menos fuerza	Especialmente útil en personas con enfermedad cardiaca además de alta presión sanguínea	Pueden causar muchos efectos secundarios, incluyendo fatiga y perdida de apetito sexual
Alfa-bloqueadores	Trabajan en el sistema nervioso para relajar los vasos sanguíneos	Pueden no ser tan efectivos como otros "bloqueadores"	Pueden causar aturdimiento
Bloqueadores de canal de calcio	Mantienen el calcio fuera de las paredes de los vasos sanguíneos, lo cual les ayuda a relajarse	Los tipos de acción duradera son útiles para personas con una hipertensión sistólica alta y diastólica baja	Puede causar estreñimiento, hinchazón de los pies, dolores de cabeza y mareos
Antagonistas de angiotensina (Inhibidores ACE y bloqueadores de receptores de angiotensina)	Bloquean una hormona que causa que los vasos sanguíneos se estrechen	Funcionan mejor con diuréticos o con una dieta baja en sal	Pueden causar una tos seca, sarpullido y perdida de la sensación de sabor
Vasodilatadores directos	Causan que los vasos sanguíneos se ensanchen	Usted podría necesitar una píldora adicional para reducir fluidos y control de los latidos del corazón	Pueden causar palpitaciones. Un tipo (Minoxidil) puede causar crecimiento de pelo indeseado

de medicamento a uno más efectivo y más fácil de llevar. Tal vez, él o ella le asegurará que los efectos pasarán pronto. El hecho es este: **Eventualmente, con la ayuda del doctor, casi todos pueden encontrar un medicamento o una combinación de medicamentos que pueden reducir la presión sanguínea sin efectos secundarios significativos.**

¿Qué Preguntar al Médico?

Cada vez que usted recibe una nueva medicina, asegúrese de que está seguro acerca de cómo tomarla. Antes de irse de la oficina del doctor, usted debería saber:

- ¿A qué hora del día usted debería tomar cada píldora?
- ¿Debería tomarla antes, con o después de las comidas?
- ¿Hay algunos alimentos o bebidas que debería evitar cuando se la está tomando?
- ¿Qué debería hacer si olvida una dosis (cuán tarde podría tomársela antes de la próxima dosis)?
- ¿Debería evitar ciertas drogas genéricas, remedios herbarios o suplementos alimenticios?
- ¿Que efectos secundarios podría esperar? ¿Éstos desaparecerán por cuenta propia, o debería llamar al doctor y quizás, cambiar de receta?

Mantener Registro

He aquí algunas reglas a seguir, independiente del tipo de medicamento que fue recetado:

- Haga una nota en su calendario para recargar sus recetas antes que se le acaben.
- Asegúrese de tener suficientes píldoras antes de viajar.
- Siga tomando sus medicamentos **todos los días**, aun si su presión baja y usted se siente bien.

Ayudar a los Medicamentos a Trabajar

Si usted hace los cambios en su estilo de vida que su doctor le sugiere (que probablemente serán los mismos que encontrará en este libro), usted ayudará a sus medicamentos a hacer su trabajo y quizás, eventualmente podría reducir su dosis. En algunos casos, las personas pueden parar de tomar medicamentos completamente. **Pero, usted nunca debería dejar de tomar los medicamentos sin consultarlo con su médico.**

ACUERDESE: No hay manera que usted pueda saber, sólo por cómo se siente, si su presión está alta o baja. Aun si usted tiene su propio aparato de medir la presión sanguínea y su presión aparenta estar baja y normal, usted no sabrá lo que puede ocurrir si deja de **tomar** los medicamentos.

No cambie su medicamento de ninguna forma. Si usted está cuestionando si aún necesita la misma dosis, siempre discútalo con su médico. Éste puede o no decirle que es seguro intentar una dosis menor.

El examen No.2 en la siguiente página es para aquellas personas que han sido recetadas con medicamentos para la presión sanguínea.

ACORDÁNDOSE DE SUS MEDICAMENTOS

Ésta es una escena común. Al principio, usted se toma sus medicamentos tal y como se los recetó el doctor. Pero luego usted pasa por alto una o dos píldoras. Luego se va por el fin de semana y se le olvida llevárselas consigo. O, se le acaban las píldoras y pasan varios días hasta que logra renovar su receta. Nada parece haber pasado. Usted no se siente mal, así que comienza a olvidar las píldoras más a menudo. Entonces su presión comienza a subir, cerca del nivel que estaba antes de comenzar a tomar las píldoras

Moraleja: Tómese sus píldoras.

A continuación ofrecemos unas recomendaciones para ayudarle a recordar.

✓ EXAMEN NO. 2:
SUS MEDICAMENTOS

¿Le ha recetado medicamentos su doctor?

Sí ____ No ____

Nombre(s) de la medicina:

1. _____
2. _____
3. _____

Dosis (usualmente en mg):

1. _____
2. _____
3. _____

¿Cuántas veces al día?

1. _____
2. _____
3. _____

Instrucciones especiales: (por ejemplo:
¿con comidas? ¿antes de las comidas? ¿al acostarse?)

1. _____
2. _____
3. _____

Efectos secundarios esperados: Marque si
(pregúntele a su médico)   ocurrieron

1. _____
2. _____
3. _____

Recomendaciones para tomar píldoras

Marque las recomendaciones que usted piensa utilizar.

— Coloque las píldoras donde estén asociadas a alguna parte de su rutina.

- Colóquelas cerca de su cepillo de dientes o de su navaja de afeitar.
- Colóquelas donde usted desayuna.

— Escriba recordatorios. Cambie los recordatorios cada semana; de otra manera, usted podría acostumbrarse tanto a ellos que los deja de tomar en cuenta.

- Coloque un recordatorio en el espejo de su baño o en la puerta de su nevera.
- Coloque un recordatorio en la puerta por donde deja salir (o entrar) a su gato.

— Haga sonar su reloj a la hora de tomar su píldora.

— Compre un "organizador de medicamentos" en su farmacia, con un compartimiento para cada día. Esto es especialmente útil si usted está tomando más de un tipo de píldora regularmente.

— Cree un sistema para renovar su receta.

- Haga una nota en su calendario de la fecha de renovación de su receta.
- Si su farmacéutico coopera, dele a éste una pila de cartas de recordatorio para enviárselas a usted por correo.

— Si usted viaja frecuentemente, coloque recordatorios en su equipaje.

- Ate una nota a su maleta para acordarse de empacar sus píldoras.
- Viaje con una receta adicional en caso de que olvide sus píldoras.

— Pídale a sus parientes más cercanos que le recuerden.

Recuerde: las píldoras no son mágicas y ellas necesitan de usted para trabajar lo más eficientemente posible. Aun si usted está tomando medicamentos (y definitivamente si no está tomando) haga planes de reducir su presión naturalmente, siguiendo los consejos en el resto de este libro.

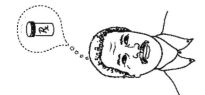

Para que las píldoras entren en su cuerpo regularmente, la idea de las píldoras debe estar siempre en su mente.

EL EFECTO DE LA DIETA

Lo que usted come puede tener un efecto significativo en su presión sanguínea. Esta fue la lección de un estudio gubernamental principal llamado los Métodos Dietéticos para Detener la Hipertensión (Dietary Approaches to Stop Hipertensión, también conocido por DASH, siglas en inglés).

- Una tercera parte de los 459 adultos en el estudio comieron una dieta "americana" normal.
- Una tercera parte obtuvo una dieta con mayor contenido de frutas y vegetales.
- Una tercera parte obtuvo la dieta DASH: baja en grasa, alta en frutas y vegetales y alta en productos lácteos bajos en grasa.

¿Los resultados? Aquellos en la dieta DASH tuvieron una reducción mayor en su presión sanguínea. El promedio fue una reducción de 6 puntos en la presión sistólica y 3 en la diastólica. Para personas que tenían alta presión antes de comenzar la dieta, los efectos fueron aún mayores. Estos perdieron 11 puntos de su presión sistólica y 6 puntos de su diastólica.

El secreto de la dieta DASH aparenta estar en el bajo ingreso de grasa y en los minerales que ocurren naturalmente en la comida. Esta dieta le da a usted:

- Más potasio

- Más magnesio
- Más calcio

Otros componentes de las frutas y vegetales también pueden contribuir a la efectividad de la dieta.

Un segundo estudio DASH investigó lo que ocurre cuando también se reduce la sal. Las personas en la dieta DASH fueron divididas en tres grupos: aquellos que comen niveles altos, intermedios y bajos de sal. La reducción mayor ocurrió en aquellos que comieron la menor cantidad.

Nos referiremos a la dieta DASH en las secciones acerca del control del sodio y del peso. Encontrará la dieta básica en la página 27, o para descargar una version detallada, vaya a www.nhlbi.nih.gov y escriba "DASH diet" en el encasillado de búsqueda.

Dieta DASH

¿Qué?	¿Cuánto?	Tamaño por Porción	Buenas Opciones
Granos y comidas	7–8 porciones	1 rebanada de pan; 1 taza de cereal seco; ½ taza de pasta, arroz o cereal cocido	Pan integral, panecillo inglés, panecillos, espagueti, arroz, palomitas de maíz, pretzels
Vegetales	4–5 porciones	1 taza vegetales frondosos crudos; ½ taza cocidos; 6 oz. de jugo de vegetales	Tomates, papas, zanahorias, guisantes verdes, habas lima bróculi, col rizada, espinacas, calabaza y batatas
Frutas	4–5 porciones	1 fruta mediana; 6 oz. de jugo de frutas; ¼ taza de frutas secas; ½ taza de frutas frescas, congeladas o enlatadas	Albaricoque, bananas, dátil, uvas, naranjas, toronjas, mangos, melones, melocotones, piñas, ciruela pasa, pasas, fresas, mandarinas
Productos lácteos bajos en grasa o libre de grasa	2–3 porciones	8 oz. de leche; 1 taza de yogur.. 1½ oz. de queso	Leche baja en grasa o libre de grasa; suero de leche (buttermilk); yogur regular o congelado o queso
Carne, aves y pescados	2 porciones o menos	3 oz.	Carnes bajas en grasas; pescado; aves sin piel (no fritas)
Grasas y aceites	2–3 porciones	1 cdta. de margarina suave; 1 cda. de mayonesa baja en grasa; 2 cdas. de aderezo para ensaladas liviano; 1 cda. de aceite vegetal	Aderezo para ensaladas liviano o mayonesa; margarina; aceite de oliva, maíz, canola o cártamo
Nueces, semillas y frijoles secos	4–5 porciones **por semana**	½ de taza o 1½ oz. de nueces; 2 cdas. semillas	Almendras, avellanas, nueces mixtas, cacahuete, semillas de girasol, lentejas, guisantes, frijoles
Dulces	5 porciones **por semana**	1 cda. azúcar, jalea, etc.; ½ oz. dulce; 8 oz. limonada, sorbete	Jarabe de arce, jalea, mermelada, gelatina, dulce duro, limonada, sorbete

PARTE 2

¿Qué Cambios Usted Necesita Hacer?

Antes de que haga cambios en su estilo de vida, es buena idea saber exactamente que es lo que más necesita cambiar. Entonces usted podrá planificar los cambios sistemáticamente. Esta parte del libro comenzará con un examen general que le ayudará a descubrir los cambios que necesita hacer y en qué orden debe hacerlos.

Para ayudarle con sus respuestas, aquí hay algunos recordatorios acerca de las causas de alta presión sanguínea.

Primero, la mayoría de las personas con alta presión sanguínea tienen uno o más de los siguientes problemas:

- Tienen parientes cercanos con alta presión sanguínea.
- Son sensitivos al sodio y consumen demasiado de él (también podrían consumir muy poco potasio, que es un mineral muy útil).
- Están sobrepeso.

Además, ellos hacen la situación peor en una o más de estas maneras:

- Ellos podrían estar generalmente fuera de forma y en necesidad de ejercicio.
- Ellos podrían estar bajo cierto tipo de tensión que les hace sentir hostiles, precipitados e impacientes.
- Ellos podrían estar aumentando su presión químicamente con demasiada cafeína, alcohol u otras drogas.

Finalmente, algunas personas con alta presión sanguínea tienen otros problemas que necesitan atención urgente, por el riesgo de un ataque del corazón. La alta presión sanguínea sola puede duplicar su riesgo a un ataque del corazón o apoplejía. El colesterol alto podría duplicarlo nuevamente, dándole cuatro veces el riesgo. Y si usted fuma, usted podría estar duplicando el riesgo una vez más, dándole un riesgo verdaderamente alto. Así que una reducción en el colesterol—y dejar de fumar—puede ser una parte importante de su plan de tratamiento.

IDENTIFICAR SU PROPIO RIESGO

El primer paso para el control de la presión sanguínea es identificar que está ocurriendo en su cuerpo, en su vida o su historia familiar que pueda estar haciendo (o manteniendo) su presión alta. El examen general en la próxima página podría ayudarlo a identificar sus propios problemas.

CÓMO UTILIZAR EL EXAMEN GENERAL

El examen no puede decirle todo lo que está afectando su presión sanguínea, pero puede ayudarle a ver donde pueden estar algunos de sus problemas. También puede darle una referencia "base" contra la cual usted puede medir los cambios que hace en su dieta y estilo de vida. Cuando usted haya terminado con el libro, encontrará otra copia del examen (en la página 140). Su meta es reducir el total de puntos al tiempo que usted llegue allí. Vea el lado positivo: mientras más puntos usted gane en el examen, más oportunidades tendrá para mejorar su puntuación—y su salud.

¿Dónde Comenzar?

Si usted ha heredado la tendencia de desarrollar alta presión sanguínea, cambiar sus padres podría ser lo más efectivo que podría

EXAMEN NO.3:
EXAMEN GENERAL

Primero, hay un factor que usted no puede hacer nada al respecto:

Familia

Un punto si su padre o madre, hermana o hermano tiene (o tenía) alta presión sanguínea.

_____

A continuación hay cinco factores que usted si *puede* controlar:

Peso

Uno de dos pellizque la carne al lado de su cintura, con un punto por cada pulgada. O un punto por cada 5 libras ganadas desde los 20 años.

_____

Sal

Si usted añade sal a la comida en la mesa, un punto. Si frecuentemente come refrigerios salados como patatas fritas, nueces o pretzels, otro punto. Si utiliza comidas preparadas como platos congelados, sopas, salsas o mezclas (excepto las del tipo bajo en sodio) o frecuentemente come comidas rápidas, un punto.

_____

Ejercicio

Si usted no camina (o hace ejercicio) 3 ó más días a la semana por lo menos 20 minutos, un punto. Si es un verdadero holgazán, dos puntos.

_____

Tensión

Si usted se siente a menudo hostil, precipitado o impaciente, añada un punto.

_____

Químicos

Un poco de alcohol con la comida está bien, pero si usted toma más de dos bebidas por día o usa drogas de la calle o sobrevive de cafeína, un punto.

_____

TOTAL _____

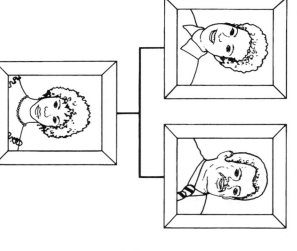

Es un poco tarde para cambiar su familia.

hacer. Pero es muy tarde para eso, así que nosotros le sugerimos que comience con otras áreas mayores de cambio:

- Reducción de sodio (con un incremento en potasio, el cual es un mineral útil)
- Reducción de peso

La sección de la reducción de peso le dará beneficios adicionales: Le enseñará como cortar la grasa que ingiere, lo que a su vez puede ayudarle a reducir los efectos de la alta presión sanguínea en sus arterias bajando el nivel de colesterol en su sangre.

Las personas que no están sobrepeso pueden escoger comenzar con las secciones de sodio y ejercicio. El ejercicio es beneficioso para el control de la presión sanguínea sin importar si está sobrepeso o no—además puede ser poderosamente efectivo en la reducción de la tensión, como descubrirá cuando trabaje en la sección de autocontrol. La reducción en la tensión puede ayudarle a algunas personas a reducir o controlar su presión. También puede ayudar a hacer su vida más placentera y puede liberar energía para hacer los otros cambios recomendados en este libro.

En cada sección de cambio empezando en la página 39, usted encontrará:

- Explicaciones acerca de porque estos cambios pueden ser importantes para su salud;
- Auto evaluaciones que le ayudarán a ver que usted necesita hacer;
- Un programa práctico paso a paso para ayudarle a hacer los cambios uno a la vez.

Tomándose Su Tiempo

Como usted verá, el hacer los cambios no es algo que usted deba hacer muy rápido. Aquí hay dos maneras contrarias acerca de los cambios:

1. Pedro, de carácter compulsivo, lee la sección de sodio y tira toda la comida que contiene sal fuera de la casa, ajusta sus hábitos de compra de alimentos en una manera acelerada—y para el martes, se siente casi libre de sal. El miércoles, él comienza la sección de peso—tira toda la comida que contiene grasa fuera de la casa, ajusta sus hábitos de compra de alimentos nuevamente y hace un gran cambio en la manera en que ordena su comida en los restaurantes.

   Ya el viernes, él está preparado para los ejercicios—y gasta mucho tiempo en el fin de semana tomando vigorosas caminatas. El lunes, él está suspirando por aire y los cambios repentinos en los alimentos lo han dejado sintiéndose enojado y privado. Él está más que listo para el capítulo de tensión.

2. Bárbara decide atacar su problema de una manera más sistemática. Ella trabaja la sección de sodio y peso juntas para poder coordinar la compra y preparación de alimentos, gradualmente reduciendo el sodio y la grasa al mismo tiempo. Como parte del programa de control de peso, ella empieza a caminar. Después de varias semanas, ella trabaja con la sección de ejercicios para hacer el caminar una parte más cómoda de su rutina. Ella también examina la sección de tensión y hace algunos ajustes para ayudarse calmarse—pero comprende que ya ha descubierto uno de los mejores tranquilizantes naturales en el mundo, en la forma de caminar.

Haga que su familia realice los cambios con usted. Será beneficioso para usted y ellos se lo agradecerán—eventualmente.

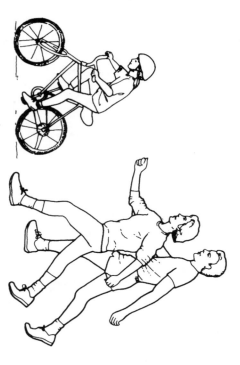

Algunas personas pueden "obligarse" ellos mismos haciendo cambios rápidos en su estilo de vida. A veces esto da resultados. La mayoría de las personas pueden ser exitosas a largo plazo si estos atacan el asunto de cambio como Bárbara hizo, no tomando mucho al mismo tiempo.

Un cambio gradual es más probable que dure. Por ejemplo, si usted deja de comer sal de golpe, la comida le va saber terrible. Pero si lo reduce gradualmente, usted podrá *desaprender* el sabor por la sal poco a poco, hasta que usted prefiera el sabor natural de las comidas sin sal. Y lo mismo es cierto para otros ajustes para alimentos y estilo de vida. Usted necesita tiempo para desaprender viejos hábitos y comiencen a gustarle los nuevos.

No Vaya Solo

El cambiar su rutina será mucho más fácil si el resto de la familia hace los cambios también. Aun si estos no tienen alta presión sanguínea, su salud va a mejorar porque están comiendo mejor y ejercitándose más.

- Reducir el consumo de sal va a mejorar la salud de todos—**especialmente la salud de las personas que puedan haber heredado la tendencia de desarrollar alta presión sanguínea.**

- Es probable que haya otros miembros de su familia que podrían utilizar más ejercicio. Llévelos consigo: todos se beneficiarán.

- Si usted necesita reducir su peso, usted no tendrá que "ponerse a dieta" por lo tanto no hay necesidad que usted coma alimentos diferentes a los que el resto de la familia come. La comida que ayuda a bajar la presión sanguínea (vea la página 27) es buena para todos y puede evitar que su presión siga en aumento. Si usted puede motivar a toda la familia a comer menos grasa (y más alimentos saludables), usted le estará haciendo un gran favor.

TRABAJAR CON SU ACTITUD

Habrán ocasiones en los primeros meses en que encontrará obstáculos en el camino. Por varias razones, su entusiasmo por hacer cambios puede debilitarse. Cuando esto ocurra, usted necesitará estar vigilante. Un gusto ocasional, o algunos días libres sin hacer ejercicio no va a hacerle daño. El problema es que, para algunas personas, el gusto se vuelve misteriosamente un evento diario, o un día libre sin ejercicio accidentalmente se convierte en una semana o un mes, y antes de darse cuenta, se encuentran de nuevo donde empezaron.

Este es un pensamiento que podría ayudarle: La mayoría de las personas no tienen que preocuparse acerca de mantenerse en sus planes por más de seis meses o un año.

¿Por qué? No es porque su problema con la presión sanguínea desaparece. Aun si sus números bajan, estará siempre la tendencia de que suban nuevamente, a menos que continúe con los cambios en el estilo de vida (y los medicamentos, si son necesarios). Es porque después de un tiempo a usted le *gustará* lo que está haciendo.

- El ejercicio no le va a parecer una tarea, es algo que usted disfruta.

- La sal no le parecerá parte esencial de la comida. Después que la haya reducido, no le gustará. Bocados y alimentos salados le sabrán mal.

- El reducir los alimentos altos en grasa a medida que pierde peso no le parecerá un problema. Usted aprenderá a preferir comidas que no cubran su boca de grasa.

En otras palabras, siga los consejos de este libro por los primeros meses. Después de eso, su cuerpo estará en piloto automático, haciendo lo que le gusta—y manteniéndose saludable.

Para ayudarle con los primeros meses, a continuación le ofrecemos algunas sugerencias.

HACER UN PLAN

Algunas personas mantienen planes en sus cabezas. A otros le gusta planificar en papel. Si a usted le gusta escribir sus planes, puede conseguir un calendario grande de pared con un cuadrado para cada día del año y planear sus cambios mayores, semana por semana.

No Se Deje Sorprender

Si se acerca un evento en el cual se le puede hacer difícil el evitar comidas altas en grasas y altas en sodio, tome algún tiempo para pensar en como lidiar. Por ejemplo:

- Si estará comiendo en restaurantes, lleve una lista de selecciones que no están sobrecargadas con sodio y/o grasa (vea las páginas 58 y 81 para información sobre comer fuera).

- Si estuviese dirigiéndose hacia una situación social de alta tentación, como una reunión familiar o una celebración de día de fiesta, practique el negarse, educadamente, a tomar comida que su cuerpo no necesita.

- Si surge algo que hace difícil el mantenerse con los planes de ejercicio y alimentos (como un viaje de negocios), pase un tiempo buscando alternativas. Empaque sus zapatos de caminar

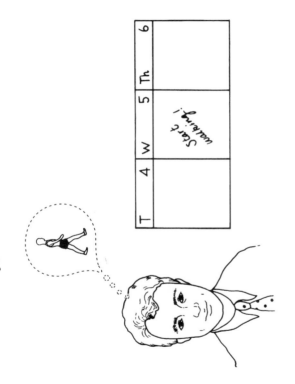

El planificar con anterioridad puede ser beneficioso, lo haga en papel o en su mente.

o verifique la disponibilidad de las albercas en el hotel o planifique desayunos en el hotel que no sean muy altos en grasa y sodio.

- Si usted lo toman por sorpresa y las circunstancias lo hacen tropezar, no desperdicie el tiempo sintiéndose culpable. Sólo comience el próximo día como si no hubiese ocurrido una ruptura en su rutina.

Obtenga Apoyo Social

Enséñele las siguientes notas a su cónyuge u otro ayudante que sea más propenso a estar ayudándole con sus cambios en la dieta y estilo de vida.

UNA NOTA PARA SU CÓNYUGE U OTRO AYUDANTE

Si alguien cercano a usted tiene alta presión sanguínea, esto es algo que hay que tomarlo en serio—pero no es el fin del mundo. Se han hechos progresos maravillosos en el tratamiento de esta condición.

No importa si una persona con alta presión sanguínea está tomando medicamentos o no, los consejos en este folleto serán importantes para ayudarle a mantener la presión sanguínea bajo control. *Usted* puede ayudar en las siguientes maneras:

- Lea este libro para que pueda hacer sugerencias beneficiosas para comidas o tipos de ejercicios que puedan hacer juntos.

- Si la persona con alta presión sanguínea desea recordatorios gentiles, dele recordatorios gentiles.

- No trate a la persona como si él o ella está enferma—piense que está *previniendo* una enfermedad. Una vez la alta presión sanguínea está bajo control, su cónyuge, amigo(a) o pariente podría estar más fuerte y saludable que nunca.

- No moleste. En lugar, de refuerzo positivo cuando note cambios o mejoras.

- No espere cambios repentinos. Recomendamos a la persona que está trabajando con este libro a hacer cambios en la dieta y estilo de vida gradualmente, paso a paso, hasta que la nueva y saludable manera de vivir sea natural.

- No le diga a la persona con alta presión sanguínea qué cambios usted piensa que él o ella deben atacar después. Pero esté disponible para discutir planes.

- No haga que él o ella se sienta diferente, pero trate de animar a otros en la familia a hacer los mismos cambios. Todos estarán más saludables si siguen los consejos de este libro.

- Esté disponible en cualquier momento que la persona con alta presión sanguínea quiera hablar o quejarse u oír sugerencias beneficiosas.

PARTE 3

Haciendo Cambios

A continuación hay una guía para las cinco "secciones de cambios" en este libro:

Aunque hemos colocado el sodio primero, recuerde que no es el único factor que requiere atención. Le sugerimos que comience con control de peso y ejercicio antes de completar el programa de reducción de sodio. Algunas personas querrán comenzar con la sección acerca de la tensión ya que ésta le puede dificultar el trabajar con los otros cambios.

SECCIÓN 1
Sodio

En algunas partes del mundo, la hipertensión es casi desconocida y aun las personas ancianas tienen niveles de presión sanguínea ideales. En parte, su buena salud se debe a que comúnmente son delgados, hacen mucho ejercicio y no toman alcohol. Sin embargo, la diferencia más marcada entre nosotros y ellos es que ellos ingieren muy poco sodio, el cual nosotros obtenemos de la sal.

Muchas personas (incluyendo casi todos aquellos con alta presión sanguínea) son muy sensitivas a la sal. Nos afecta de las siguientes maneras:

- Cuando comemos sal, una porción del contenido de sodio en ella va directamente a nuestro flujo sanguíneo, haciéndolo más salado.

- El cuerpo responde a esto añadiendo más agua a la sangre para reducir el nivel de sal en la sangre a su estado normal.

- El fluido adicional aumenta el volumen de la sangre, lo cual aumenta la presión sanguínea.

- Eventualmente, los riñones eliminan el exceso de sodio y agua en la orina. Pero si las personas sensitivas al sodio continúan llevando una dieta alta en sodio, su presión sanguínea se mantendrá alta como el "costo" de remover el exceso de sodio.

Una gran mayoría de las personas con alta presión sanguínea pueden reducir su presión comenzando una dieta baja en sodio. Antes de que estuviesen disponibles los medicamentos modernos, este tipo de dieta era la única manera de tratar la hipertensión. Aunque éste ya no es el caso, la mayoría de las personas con alta presión sanguínea serían beneficiadas si reducen su consumo de

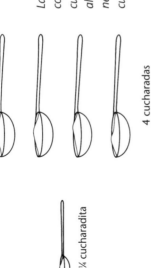

¼ cucharadita

4 cucharadas

La persona promedio consume alrededor de cuatro cucharadas de sal al día, pero sólo necesita un cuarto de cucharadita.

sal aun si están bajo medicamentos. Cierto es que muchos estudios a través del mundo acerca de la relación entre presión sanguínea y el sodio han demostrado que todos seríamos beneficiados si comemos menos sal.

Nuestra Necesidad por la Sal

Algunas personas tienen miedo de que irán en contra de la naturaleza si dejan de consumir sal o si reducen la cantidad. Después de todo, ¿no caminan los animales salvajes cientos de millas para llegar al lamedero más cercano? ¿No demuestra esto que todos los animales, incluyéndonos a nosotros, necesitan sal? Esto es cierto, necesitamos un poco del sodio, que se encuentra en la sal. Y si nuestra dieta consistiera mayormente de hierbas que crecen en un terreno que no contiene mucho sodio—como ocurre con estos animales—usted también vería manadas de humanos cruzando grandes planicies para obtener su dosis de sal. En estos días consumimos más que suficiente sodio en los alimentos que comemos. **No necesitamos más.**

Sus Metas para Reducir el Sodio

Hable con su doctor acerca de la cantidad de sodio que usted debería consumir. Algunas personas necesitaran mantener su consumo de sodio muy bajo. Otros sólo necesitarán restricciones moderadas. He aquí algunos números:

Consumo promedio de sodio	1800 mg
Consumo recomendado para personas saludables	2400 mg o menos
Meta para restricción moderada	1800 mg
Meta para restricción fuerte	1200 mg
Cantidad promedio necesaria para buena salud	200 mg

En algunos casos, los doctores recomiendan una dieta sin sal adicional o sin sodio alguno. Si este es el caso, usted obtendrá suficiente sodio para sus necesidades del sodio que se encuentra naturalmente en sus alimentos. Es casi imposible que las personas obtengan menos sodio del que su cuerpo necesita, ¡sin importar cuánto lo intenten!

¿Qué Pasa con el Sudor?

¿Hay que añadir sal si se suda mucho? Todo depende de que usted considere "mucho". Con una transpiración normal usualmente no debe haber problema con un consumo normal y bajo en sodio. Si usted suda fuertemente, entonces los expertos dicen que está bien añadir un pizca de sal con su cena—pero aun así no necesita píldoras de sal, suplementos de sal o incluso tanta sal como la mayoría de las personas comen normalmente a través del día. (Lo más importante si usted transpira fuertemente es reemplazar el agua que ha perdido tomando mucha agua antes, durante y después de hacer ejercicio o durante un día cálido.)

Desaprender el Gusto por la Sal

La sal es un sabor adquirido. Es más probable que los infantes muestren disgusto la primera vez que comen sal. Aunque la sal ya no es añadida a los alimentos para infantes (fue removida luego de un clamor por pediatras y otras personas), los padres del niño no pueden creer que al infante le guste la comida tan "sosa" y le añaden sal. Después, el niño está enviciado.

Si al igual que la mayoría de los infantes, usted tuvo una infancia llena de comidas rápidas y saladas—y mucha sal en las comidas en su hogar—usted ha tenido muchos años para aprender el sabor. Usted podría necesitar varias semanas para desaprenderlo. Así que tómese su tiempo.

Cómo Funcionará Esta Sección

Le daremos un examen para ayudarle a ver cuánta sal usted está tomando ahora. Luego del autoexamen, usted encontrará sugerencias para reducir su consumo de sodio paso a paso. En cada etapa, algunos de los consejos son para aquellos que necesitan reducir el sodio moderadamente y otros aplicaran a aquellas personas cuyo médico le ha sugerido una reducción mayor de sodio.

También le sugerimos aumentos en potasio, que podría considerarse como un mineral bueno, para ayudarle a balancear los niveles de líquidos en su cuerpo.

Registre Su Progreso

No a todos nos gusta mantener registros, pero usted podría encontrar útil el escribir las fechas cuando completó cada paso en la siguiente tabla. Permítase al menos una semana para cada paso que requiera un cambio en sus hábitos alimenticios.

Paso 1	Hallar su consumo de sodio	__/__/__
Paso 2	Añadir menos sal en la mesa	__/__/__
Paso 3	Reducir la sal mientras cocina	__/__/__
Paso 4	Comprar alimentos bajos en sodio	__/__/__
Paso 5	Comer más frutas y vegetales	__/__/__
Paso 6	Circunstancias especiales	__/__/__

PASO 1: HALLAR SU CONSUMO DE SODIO

Su primer paso para controlar el sodio será encontrar, aproximadamente, cuánto sodio usted está consumiendo ahora.

La mayoría del sodio que ingerimos está en la forma de sal (cloruro de sodio) añadida. Usted también podría estar obteniendo una cantidad significante en la forma en que aparece naturalmente en los alimentos (especialmente en las carnes y quesos) y otros ingredientes que contienen "sodio" o "soda" en su nombre (como glutamato monosódico o bicarbonato de soda).

El examen No. 4 (en las siguientes dos páginas) es un autoexamen del sodio y le dará una idea de dónde proviene la mayoría de su sodio. Complete la tabla ahora y luego trabaje en los otros pasos para reducir el sodio. Después del paso 6, usted verá la tabla nuevamente—y para entonces, sus contestaciones probablemente serán diferentes.

Utilizando Este Examen

Este examen no le puede dar una idea precisa del número de miligramos de sodio que usted consume en un día, pero le puede sugerir donde hacer los cambios. Los pasos en las siguientes páginas le ayudarán a bajar sus respuestas a un nivel más saludable.

PASO 2: AÑADIR MENOS SAL EN LA MESA

En este paso usted comenzará a romper con el hábito de añadir sal en la mesa. Las personas que han tenido la costumbre de añadir mucha sal a sus comidas podrían estar más de una semana en este paso a medida que se acostumbran a comer alimentos menos salados.

Recuerde que la sal es un sabor adquirido—y para la mayoría de nosotros ha estado cubriendo el verdadero sabor de las comidas por muchos años. A medida que usted reduce la sal, redescubrirá estos sabores.

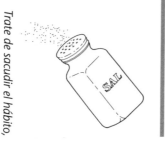

Trate de sacudir el hábito, no la sal.

EXAMEN NO. 4:
AUTOEXAMEN DEL SODIO

SAL AÑADIDA

¿Cuántas veces a la semana añade sal en la mesa?

____ más de 8 veces
____ 3–7 veces
____ 0–2 veces

Cuando cocina, ¿utiliza más o menos sal de la que pide la receta?

____ más
____ aproximadamente lo mismo
____ menos

¿Le añade MSG (Accent)?

____ más de una vez por semana
____ alrededor de una vez por semana
____ menos de una vez por semana

¿Utiliza bicarbonato de soda o polvo para hornear?

____ más de una vez por semana
____ alrededor de una vez por semana
____ menos de una vez por semana

ALIMENTOS PREPARADOS SALADOS

¿Cuán a menudo usted utiliza:

Mezclas secas (sopa, cereal caliente instantáneo, etc.)?

____ más de una vez por semana
____ alrededor de una vez por semana
____ menos de una vez por semana

¿Salchicha, jamón o jamonilla?

____ más de una vez por semana
____ alrededor de una vez por semana
____ menos de una vez por semana

(continúa en la próxima página)

EXAMEN NO. 4:
AUTOEXAMEN DEL SODIO

ALIMENTOS PREPARADOS SALADOS (continuación)

¿Sopas enlatadas*, salsas u otros alimentos preparados?

___ más de una vez por semana

___ alrededor de una vez por semana

___ menos de una vez por semana

¿Salsas embotelladas* (salsa de tomate, mostaza, salsa soya)?

___ más de una vez por semana

___ alrededor de una vez por semana

___ menos de una vez por semana

¿Bocadillos salados (nueces, patatas fritas, pretzels)?

___ más de una vez por semana

___ alrededor de una vez por semana

___ menos de una vez por semana

¿*Cenas y acompañamientos congelados?

___ más de una vez por semana

___ alrededor de una vez por semana

___ menos de una vez por semana

CENAR FUERA

¿Cuán a menudo usted come comidas rápidas (pizza, hamburguesas, pollo, papas fritas)?

___ más de una vez por semana

___ alrededor de una vez por semana

___ menos de una vez por semana

¿Cuán a menudo usted come en restaurantes asiáticos**?

___ más de una vez al mes

___ alrededor de una vez al mes

___ menos de una vez al mes

* Excepto los tipos bajos en sodio.

** Excepto aquellos que no utilizan MSG u otros condimentos altos en sodio.

MARQUE A MEDIDA QUE USTED COMPLETA ESTOS PASOS:

___ Si usted añade sal a sus comidas sin probarla, ¡DETÉNGASE! Pruebe y piense. Luego añada la sal sólo si usted cree que realmente es necesario.

___ Una vez deje de echar sal a sus comidas automáticamente, quite el salero de la mesa completamente, de manera que tenga que levantarse de la mesa y buscarlo antes de añadir la sal.

___ Deje de añadir sal por completo.

NOTA: Algunas personas quizás necesiten completar el Paso 3 (o pedirle a quién cocine que lo complete) antes de completar este paso. Usted podría necesitar añadir condimentos diferentes a sus comidas para que pueda disfrutarlas sin sal.

Cuando haya marcado todas las acciones de este paso (o si usted no tuvo que hacerlo) pase al **Paso 3**.

PASO 3: REDUCIR LA SAL MIENTRAS COCINA

Este paso es un poco más complicado que el Paso 2—en parte porque podría requerir a otra persona si usted no cocina.

El sodio entra en sus comidas desde la cocina, de tres maneras principales:

- Mediante la sal añadida
- Mediante los condimentos altos en sodio
- Mediante alimentos o ingredientes procesados (tales como salsas o mezclas preparadas) que llegan de los manufactureros repletos de sodio.

En este paso tratamos los primeros dos problemas: la sal añadida y los condimentos.

Sal Añadida

Las recetas exigen cierta cantidad de sal, no porque el plato será un desastre sin ella, pero porque hemos sido entrenados a que nos guste el sabor de la sal. Ahora que usted está desentrenando su paladar aprenderá a preferir las comidas con menos sal. Pero no elimine toda la sal de un golpe. Tómese unas semanas para reducir la cantidad gradualmente.

MARQUE A MEDIDA QUE USTED COMPLETA ESTOS PASOS:

— Comience reduciendo a la mitad la cantidad sal en las recetas.
— Luego de unas semanas, reduzca la cantidad a la mitad nuevamente. Por ejemplo, en lugar de una cucharada de sal, añada sólo un cuarto de cucharada. (Vea la tabla de sabores para condimentos que puede utilizar en lugar de sal.)
— Si el doctor le ha dicho que haga una dieta bien baja en sodio, deje de usar sal por completo luego de unas semanas.

Condimentos

Como hemos dicho antes, una vez usted se acostumbre a las comidas sin sal, le comenzarán a gustar. Usted se preguntará, por ejemplo, porque interfirió con el sabor natural de un tomate fresco. Pero aún habrán muchas comidas o platos que podrían usar un poco de ayuda—especialmente en las etapas tempranas del programa, antes de estar listo para los sabores naturales más sutiles. Utilice la tabla de sabor para explorar nuevos condimentos.

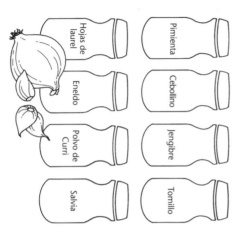

Pimienta

Cebollino

Jengibre

Tomillo

Hojas de laurel

Eneldo

Polvo de Curri

Salvia

Las comidas no tienen porque saber saladas. Intente explorando nuevos condimentos.

Tabla de Sabores:
Alternativas para la Sal

Carnes

Res	Hojas de laurel, semillas de apio, polvo de mostaza seca, pimientos verdes, mejorana, setas frescas, nuez moscada, cebolla, orégano, pimienta, salvia, tomillo
Cordero	Polvo de curri, ajo, menta, piña, romero
Cerdo	Manzana, compota de manzana, ajo, cebolla, salvia, ajedrea, tomillo

Aves

Pollo	Jengibre, pimientos verdes, jugo de limón, mejorana, setas frescas, páprika, perejil, salvia, tomillo

Pescado

Pescado	Pimienta de Jamaica, hojas de laurel, polvo de curri, polvo de mostaza seca, jugo de limón, mejorana, páprika, romero, tarragona

Vegetales

Maíz	Pimientos verdes, pimientos, tomates frescos
Pepino	Cebollino, eneldo, ajo, vinagre
Habichuelas tiernas	Eneldo, jugo de limón, mejorana, nuez moscada, pimientos
Verduras	Cebolla, pimienta, vinagre
Guisantes	Pimientos verdes, menta, setas frescas, cebolla, perejil
Papas	Pimientos verdes, macis, cebolla, páprika, perejil
Calabaza de invierno	Azúcar negra, canela, jengibre, macis, nuez moscada, cebolla
Tomates	Albahaca, mejorana, cebolla, orégano

Sopas

Habas o frijoles	Polvo de mostaza seca
Vegetales	Pimienta de Jamaica, vinagre, pizca de azúcar
Guisantes	Hojas de laurel, perejil

AVISO: Todas las hierbas y especies están bien para su salud, incluyendo los pimientos en todas sus potencias. Sin embargo, los siguientes condimentos no lo son—están cargados de sodio:

Salsa soya (excepto la baja en sodio)
Cubos de caldo (excepto los bajos en sodio)
Salsas de tomate ("ketchup") y de barbacoa
Glutamato monosódico, que aparece bajo el nombre de marca "Accent"
La mayoría de los condimentos preparados, como condimento para aves o condimentos italianos
Cualquier producto con "sal" en su nombre, tales como sal de ajo y sal de apio.

Cultive Hierbas

Cultive algunas hierbas en su patio o afuera de su ventana. Cuelgue algunas a secar y cuando estén desmoronándose, colóquelas en envases. O congélelas de la siguiente manera para mantenerlas frescas:

- Amárrelas en un mazo
- Sumérjalas en agua hirviendo por 10 segundos
- Sumérjalas en agua con hielo
- Séquelas, remueva las hojas y congélelas en bolsas pequeñas.

PASO 4: COMPRAR ALIMENTOS BAJOS EN SODIO

Muchas comidas de supermercados están cargadas de sodio. Por suerte, las leyes de etiquetas hacen fácil ver dónde se esconde el sodio.

1. Las etiquetas nutricionales en todos los alimentos procesados tienen que decirle cuánto sodio contiene cada porción.
2. Cualquier producto que contenga la frase "bajo en sodio" o "sodio reducido" tiene que cumplir con lo que dice. Específicamente:

Sodio reducido	Debe tener 25% *menos* sodio que lo que se encuentra en el tipo normal de este alimento (lo cual no le dice mucho)
Bajo en sodio	Menos de 140 miligramos por porción
Muy bajo en sodio	Menos de 35 miligramos por porción
Libre de sodio	Menos de 5 miligramos por porción

Hacer el Cambio

Para darle un periodo de ajuste a su paladar no cambie abruptamente de una versión salada de un alimento a uno que es completamente libre de sodio, sino que hágalo en etapas. Intente "sodio reducido" o "bajo en sodio" antes de dejarlo por completo.

Investigar en el Supermercado

Tome tiempo adicional cuando está en supermercado y utilice ese tiempo para leer las etiquetas de los productos. Una vez se acostumbre a esto le será fácil encontrar alimentos bajos o libres de sodio.

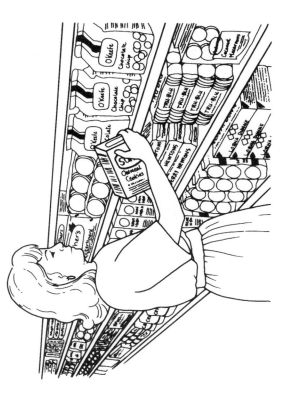

A media que lee en el supermercado, las etiquetas le dirán todo lo que usted necesita saber.

MARQUE CUANDO ESTÉ LLEVANDO ACABO LOS SIGUIENTES PASOS REGULARMENTE:

— Lea las palabras en letras grandes en las etiquetas:

- Busque por productos marcados con "sodio reducido", "bajo en sodio" y "muy bajo en sodio".
- Aun si todavía no está listo para comprar estos productos, fíjese en cuántos están disponibles.

— Lea las palabras en letras pequeñas y busque la cantidad de sodio. Aquí tiene una etiqueta típica de una lata de chili con frijoles:

Información Nutricional
Tamaño de Porción 1 taza (265g)
Porciones por envase aproximadamente 2

Cantidad por Porción	
Calorías 330	Calorías de Grasa 140

	% Valor Diario*
Grasa Total 15g	23%
Grasa Saturada 6 mg	31%
Colesterol 30 mg	10%
Sodio 1050 mg	44%
Carbohidratos Totales 30 g	10%
Fibra Dietética 14g	54%
Azúcares 7 g	
Proteína 18g	37%

Vitamina A 35%	Vitamina C 2%
Calcio 8%	Hierro 20%

*Los porcentajes del Valor Diario están basados en una dieta de 2,000 calorías.

— Utilice las etiquetas para comparar las cantidades de sodio por porción en la diferentes marcas.

- Si su marca usual de galletas le da una dosis de 400 miligramos o más por porción, busque una que le da menos.
- Busque el rango de cantidades de sodio para un tipo específico de comidas—comidas congeladas, por ejemplo. Su contenido de sodio puede cubrir un rango amplio, desde varios cientos de miligramos, hasta más de 2000.

Compare el "por ciento del valor diario" para sodio que aparece en la etiqueta. Los porcentajes dados quizás no sean los mejores indicadores para las personas con alta presión sanguínea porque estos son calculados para personas que *no* tienen alta presión sanguínea y pueden consumir hasta 2400 miligramos de sodio al día. Pero si los porcentajes son muy altos, esto podría alertarlo para evitar estos productos.

Para evitar tener que leer las etiquetas, compre los alimentos en su estado natural, antes que una compañía con una mano rápida para la sal pueda llegar a ellos. Como verá en las guías de compras en la próxima página, muchos de los alimentos preparados son muy altos en sodio. Sin embargo, ¡lea las etiquetas! Algunos de los alimentos en la categoría de "altos en sodio" tienen versiones bajas en sodio.

PASO 5: COMER MÁS FRUTAS Y VEGETALES

Hay muchas razones excelentes para comer más frutas y vegetales, especialmente los frescos. La dieta "DASH" (vea la página 27) recomienda por lo menos cuatro porciones de cada uno cada día porque:

- Las frutas y vegetales son naturalmente bajas en sodio.
- Las frutas y vegetales (especialmente algunas frutas) son naturalmente altas en potasio.
- Algunas grasas vegetales pueden beneficiar la presión sanguínea y la salud cardiaca.
- Una dieta alta en comidas vegetales puede mejorar la absorción de calcio.

La Ventaja Baja en Sodio

Recuerde que la mayoría del sodio es añadido durante el procesamiento. Por ejemplo:

- El creador del tomate original le incluyó sólo 4 miligramos de sodio.

Guía de Compra para el Control de Sodio

	Bajo en Sodio	Medio en Sodio	Alto en Sodio
Panes	La mayoría de los panes / Panecillo inglés / Bagels	Panecillos salados / Crutones / Migajas	
Cereales	Cereales cocidos / Algunos cereales secos (vea las etiquetas)	La mayoría de los cereales secos	Algunos cereales de salvado / Cereales calientes "mezcla y come"
Galletas	Panes sin levadura / Panes crujientes / Matzo	Galletas de harina de trigo / Galletas oyster / Galletas de soda	Pretzels / Patatas fritas
Quesos	Quesos de granja / Ricota / Queso suizo	Quesos holandés / Mozarela	Quesos procesados / Requesón / Queso Roquefort, queso azul
Leche	Regular	Suero de la leche ("Buttermilk")	
Pastel, dulces, galletas dulces	Barras de higo / Galletillas de jengibre / Dulces	Pastel esponjoso / Mezclas para pasteles	
Postres	Yogur congelado	Mezclas para pudín	
Pescados	Pescado fresco	Pescado empanado	Pescados enlatados, secos o ahumados
Aves	Pollo o pavo fresco		Aves procesadas tales como salchichas de pavo
Carne roja	Carne fresca		Carne salada, carne seca
Alimentos empacados			Cenas congeladas / Comidas empacadas tales como macarrones con queso, extendedor de carnes
Alimentos enlatados (excepto los bajo en sodio)			Sopas, vegetales, estofado
Aderezos para ensaladas	Hechas en casa	Mayonesa	Francés, Mil-islas ("thousand island"), Queso azul, italiano, mezclas secas
Sopas	Hechas en casa		La mayoría de las secas y enlatadas
Vegetales	Frescos	Frijoles y guisantes congelados	Vegetales enlatados / Pepinillos / Aceitunas

- La persona que enlató el tomate le añadió 160 miligramos por porción.
- Cuando se hizo salsa, adquirió un total de 530 miligramos por porción.
- Cuando se destiló para hacer "ketchup" recibió 126 miligramos—por cucharada.

A continuación algunos ejemplos de cómo el sodio es añadido cuando los alimentos son procesados.

Sodio Añadido Durante el Procesamiento

ALIMENTOS PROCESADOS

	Cantidad	Sodio (miligramos)
Jugo de tomate	1 taza	878
Guisantes enlatados	1 taza	493
Papas "au gratin"	1 taza	485

ALIMENTOS FRESCOS

Tomate fresco	4 oz.	4
Guisantes frescos	1 taza	2
Papa asada	1 taza	8

La lección en esto: cuando sea posible, compre frutas y vegetales sin procesar, y procéseselos usted mismo (o cómaselos como vienen).

La Ventaja Alta en Potasio

Las frutas y vegetales tienen la ventaja que le provee una buena cantidad de potasio, el cual es beneficioso para regular el balance de los fluidos en la sangre.

La Ventaja Nutricional

El comer más frutas y vegetales cada día le ayudará a controlar su peso (vea la próxima sección) y mejorar su salud en general. La dieta DASH en la página 27 le da unas guías para el número de porciones. Aquí hay unas sugerencias para encajar las frutas y vegetales en su vida.

MARQUE CADA SUGERENCIA CUANDO HAYA COMENZADO A SEGUIRLA (O SI YA LO SIGUE):

___ Intente comer frutas por lo menos cuatro veces al día, especialmente los tipos altos en potasio (marcados aquí con un "*"):

Manzanas*	Melones*	Peras
Melocotones	Nectarinas*	Ciruelas
Bananas*	Naranjas	Fresas
Toronjas	Albaricoques	

- Coma frutas como bocadillo.
- Tenga frutas para postres.
- Tome jugos de frutas (*no* jugo de tomate es muy alto en sodio).

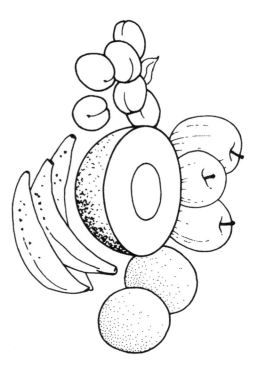

Una manzana al día sólo lo lleva hasta la mitad del camino. Frutas y vegetales ocho veces al día es mejor.

Establezca la meta de comer por lo menos cuatro porciones de vegetales al día, preferiblemente no sobre cocidos (1 porción = ½ taza cocido o 1 taza crudo). Los siguientes vegetales son especialmente bajos en sodio (y las patatas son altas en potasio).

Brécoles   Berenjenas   Colecitas de Bruselas
Patatas   Mazorca de maíz Calabazas

- Añada un vegetal al almuerzo y en la comida.
- Prepare palitos de apio, zanahoria o zucchuni y manténgalos en su nevera como bocadillos.
- Reemplace parte de su porción de carne durante la cena con granos o frijoles, lo cual puede añadir sabor también.

ENSALADAS

Las ensaladas pueden ser una trampa nutricional. Una ensalada verde puede proveerle un poco más de una cucharadita de vegetal (una vez la lechuga ha sido masticada), pero podría traer consigo más de una cucharada de aderezo alto en sodio y grasa.

Si usted come ensaladas, añada una variedad de vegetales además de la lechuga, tales como zanahorias, brécol y calabaza. Encuentre un aderezo bajo en sodio y grasa, o haga el suyo propio, sazonado con vinagre, jugo de limón, yogurt, mostaza, hierbas o ajo.

PASO 6: CIRCUNSTANCIAS ESPECIALES

En este paso usted aprenderá a divisar el sodio cuando esté comiendo afuera, o cuando el sodio aparece bajo otro nombre. Estos dos problemas pueden estar relacionados porque algunas formas de sodio disfrazado (por ejemplo, MSG—glutamato monosódico) pueden aparecer frecuentemente en los restaurantes.

Comer Fuera

Cómo verá en la sección de control de peso (página 62), donde también se discute el problema de cenar fuera, usted tiene una gran carta de triunfo: usted (o alguien que está con usted) pagará la cuenta. Usted tiene derecho a saber que está comiendo y a pedir una comida con menos sodio.

1. Pregunte que hay en la comida. En algunos restaurantes, esto podría significar preguntar si algunos ingredientes son usados, tales como:

   Miso (en restaurantes japoneses)

   Salsa soya (en restaurantes asiáticos)

   Glutamato monosódico

   Ablandador de carne

   Dosis altas de sal de ajo, sal de cebolla, etc.

   Salsas altas en sodio

2. Esté sospechoso de los restaurantes de comida rápida.

   • Como puede ver en la próxima página, el sodio se suma rápido en las comidas rápidas—aun antes de que le añadan sal a sus papas fritas.

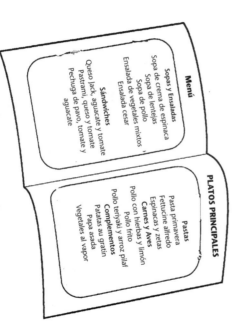

Menú

Sopas y Ensaladas
Sopa de crema de espinaca
Sopa de lentejas
Sopa de pollo
Ensalada de vegetales mixtos
Ensalada cesar

Sándwiches
Queso Jack, aguacate y tomate
Pastrami, queso y tomate
Pechuga de pavo, tomate y
aguacate

PLATOS PRINCIPALES

Pastas
Pasta primavera
Fettucine alfredo
Espinacas y zetas
Carnes y Aves
Pollo con hierbas y limón
Pollo frito
Pollo teriyaki y arroz pilaf
Complementos
Patatas au gratin
Papa asada
Vegetales al vapor

Regla número 1: ¡Recuerde que usted está pagando la cuenta! Siéntase libre de preguntar acerca del menú y hacer sus peticiones especiales.

Niveles de Sodio en Algunas Comidas Rápidas

Comida	Cantidad	Mg de sodio
Pizza de queso	Mitad de una pizza de 12 pulgadas	1347
Hamburguesa doble con queso	1	1000–1500
Sándwich de carne asada	1	880

- Si usted come a menudo en lugares de comidas rápidas, pida por su información nutricional impresa. O pídale a su máquina de búsqueda favorita por la página web del restaurante, las cuales probablemente tendrán toda la información que desea. Muchas de las cadenas están intentando fuertemente reducir el sodio (aunque aún le falta mucho) y pueden tener algunas opciones dentro de su rango.

Fuentes de Sodio Escondidas

En esfuerzo para reducir su sodio, no se deje sabotear por uno o dos productos que pueden ser altos en sodio, tales como polvo para hornear, bicarbonato de sodio y aun agua mineral cuyo mineral principal puede ser—adivine cuál. (Lea las etiquetas de refrescos para ver si cantidades significativas de sodio se han infiltrado.)

Cuando haya trabajado en todos los pasos de esta sección, tome el examen en las próximas dos páginas y note cuanto han cambiado sus contestaciones desde la primera vez que contesto estas preguntas (páginas 45–46).

EXAMEN NO. 5:
AUTOEXAMEN FINAL DEL SODIO

SAL AÑADIDA

¿Cuántas veces a la semana añade sal en la mesa?

— más de 8 veces
— 3–7 veces
— 0–2 veces

Cuando cocina, ¿utiliza más o menos sal de la que pide la receta?

— más
— aproximadamente lo mismo
— menos

¿Le añade MSG (Accent)?

— más de una vez por semana
— alrededor de una vez por semana
— menos de una vez por semana

¿Utiliza bicarbonato de soda o polvo para hornear?

— más de una vez por semana
— alrededor de una vez por semana
— menos de una vez por semana

ALIMENTOS PREPARADOS SALADOS

¿Cuán a menudo usted utiliza:

Mezclas secas (sopa, cereal caliente instantáneo, etc.)?

— más de una vez por semana
— alrededor de una vez por semana
— menos de una vez por semana

¿Salchicha, jamón o jamonilla?

— más de una vez por semana
— alrededor de una vez por semana
— menos de una vez por semana

(continúa en la próxima página)

EXAMEN NO. 5:
AUTOEXAMEN FINAL DEL SODIO

ALIMENTOS PREPARADOS SALADOS (continuación)

¿Sopas enlatadas*, salsas u otros alimentos preparados?

____ más de una vez por semana
____ alrededor de una vez por semana
____ menos de una vez por semana

¿Salsas embotelladas* (salsa de tomate, mostaza, salsa soya)?

____ más de una vez por semana
____ alrededor de una vez por semana
____ menos de una vez por semana

¿Bocadillos salados (nueces, patatas fritas, pretzels)?

____ más de una vez por semana
____ alrededor de una vez por semana
____ menos de una vez por semana

¿*Cenas y acompañamientos congelados?

____ más de una vez por semana
____ alrededor de una vez por semana
____ menos de una vez por semana

CENAR FUERA

¿Cuán a menudo usted come comidas rápidas (pizza, hamburguesas, pollo, papas fritas)?

____ más de una vez por semana
____ alrededor de una vez por semana
____ menos de una vez por semana

¿Cuán a menudo usted come en restaurantes asiáticos**?

____ más de una vez al mes
____ alrededor de una vez al mes
____ menos de una vez al mes

* Excepto los tipos bajos en sodio.
** Excepto aquellos que no utilizan MSG u otros condimentos altos en sodio.

SECCIÓN 2
Peso

¿Cómo afecta el peso a la presión sanguínea?

Es una relación muy compleja que nosotros aún no comprendemos completamente. Por un lado, no todos los que están sobre peso tienen alta presión sanguínea. Algunas personas que son muy obesas pueden tener la presión sanguínea normal y algunos con alta presión sanguínea pueden ser positivamente delgados.

Pero el punto es éste: Una de las causas más importantes de la presión sanguínea es exceso de peso. De manera que todos aquellos con alta presión sanguínea que también están sobrepeso deberían considerar el perder algunas libras.

La relación entre peso y alta presión sanguínea comienza temprano en la vida, de manera que la mitad de todos los niños obesos pueden tener ya alta presión sanguínea.

Perder peso no es fácil, cómo usted ya puede saber si lo ha intentado anteriormente. Pero el esfuerzo vale la pena. En muchos casos, la presión sanguínea baja un punto en la escala sistólica por cada libra perdida.

Si usted aún no está bajo medicamento, el controlar su peso le puede ayudar a mantener su presión baja sin tener que tomarlos. Si usted está bajo medicamento, el controlar o reducir su peso puede ayudarle a los medicamentos a funcionar, o permitirle a usted y a su doctor el reducir su dosis o cesar con los medicamentos.

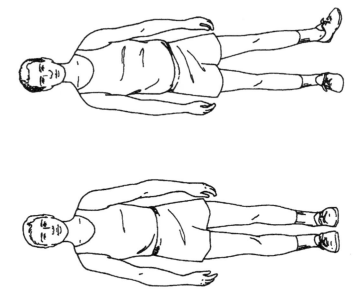

Cuánto usted pesa puede ser menos importante que de qué usted está hecho.

¿QUÉ TIPO DE PESO?

Cuando hablamos de las ventajas de perder peso, no siempre nos referimos al peso en si. En la mayoría de los casos lo que usted necesita perder es la grasa del cuerpo. Piense en un defensor de un equipo de fútbol americano. Este hombre puede ser más pesado de lo que es recomendado en las tablas para una persona de su estatura—pero puede que no esté sobrepeso, si está compuesto mayormente de músculos.

En esta sección, le ayudaremos a verse más delgado, vestirse con ropas en tallas menores y perder el exceso de grasa. Probablemente, también perderá peso.

Primero, tome el examen en la próxima página para ayudarle a ver que necesita perder: Las preguntas le ayudaran a ver si usted tiene exceso de grasa. Marque las que aplican para usted.

EXAMEN NO.6:
¿QUE USTED TIENE QUE PERDER?

Doble su brazo.¿Cuánta piel puede pellizcar detrás de la parte superior de su brazo?

___ Un pedazo del tamaño de mi muñeca
___ Un pedazo del tamaño de mi dedo pulgar
___ Un pedazo del tamaño de mi dedo meñique

¿Cuánta piel puede pellizcar al lado, de su cintura, con su dedo pulgar en la parte superior del doblez?

___ 2 pulgadas o más
___ 1 a 2 pulgadas
___ Menos de una pulgada

Mírese en el espejo y sea honesto. ¿Son esos bultos de gordura o de músculos?

___ Pura gordura
___ Mitad y mitad
___ Músculo

¿Cuánto más usted pesa ahora por encima de lo que pesaba a los 20 años? (Salte esta pregunta si estaba sobrepeso entonces o si usted es un fisi-culturista serio con mucho músculo.)

___ 20 libras o más
___ 10 a 20 libras
___ menos de 10 libras

Mire la correa que ha usado por los últimos años. ¿Ha tenido que mover la hebilla a otro hoyo para hacerla más larga? ¿Más corta?

___ Más larga por más de un hoyo
___ Más larga por un hoyo
___ Está igual que antes o más corta

¿Le gustaría a su cónyuge (o equivalente) que usted pierda peso?

___ Definitivamente
___ Probablemente
___ En realidad, no

ESTABLECER METAS

Si usted necesita perder peso, probablemente querrá perder más de diez libras en el primer mes, igual que las personas sonrientes en los comerciales de televisión. Esto es muy poco probable que ocurra—y si ocurre, no es probable que el peso se quede fuera (vea más adelante en esta sección). Es mucho mejor perder el peso lentamente.

- Planifique perder una o dos pulgadas de gordura adicional en su cintura dentro de seis a ocho meses.
- Si prefiere dejarse guiar por el peso, planifique perder no más de una a dos libras por semana.

¿Le parece lento? Siga leyendo.

Cómo NO Perder Peso

La peor manera para perder peso es confiar en una dieta estricta. Usted puede seguir las reglas, sufrir y perder el peso, pero probablemente su dieta estricta le ha removido más que el exceso de gordura que deseaba perder. Probablemente, ha cortado en su reserva de tejido muscular delgado. Cuando regrese a su rutina alimenticia normal (lo cual tiene que ocurrir porque nadie puede continuar en una dieta estricta por mucho tiempo) el peso puede regresar más rápido que nunca. ¿Por qué?

Porque el tejido muscular que perdió quemaba más calorías que gordura, aun cuando estaba descansando. Así que, cuando hay menos de usted compuesto por músculos, usted necesita menos calorías para continuar.

Y ésta es la razón por la cual más del 90% de las veces las dietas fallan completamente, ya sean de un programa de pérdida de peso reconocido o de los libros de "hidratos de carbono bajos milagrosos" o dietas que su cuñada le

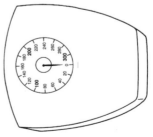

Si usted quiere perder peso permanentemente, no espere que estos números cambien rápido.

recomienda o sólo una reducción drástica de calorías. Usted subirá y bajará de peso, año tras año, luchando consigo mismo. Además, hay evidencia que este tipo de dietas de "yo-yo" pueden ser más dañinas que mantenerse en su antiguo peso.

Cómo Perder Peso

En esta sección, le ofreceremos un programa de control de peso que puede llevarle a un peso *razonable* permanentemente. Hay cuatro reglas básicas:

Regla 1:

No se establezca metas imposiblemente altas. Algunas personas que estaban delgadas cuando jóvenes pueden regresar a la forma y condición física que tenían a los 20. La mayoría de las personas no pueden. Éstas usualmente hacen mejor si se conforman con una perdida de peso moderada—no una drástica.

Regla 2:

No intente perder peso con sólo dietas. Un programa de perdida de peso *siempre* debería incluir alguna actividad física adicional, para que funcione permanentemente.

Regla 3:

Limite la grasa y el azúcar, pero aparte de eso coma de todos los grupos alimenticios incluyendo los granos enteros, las frutas, los vegetales y productos de carne y lácteos bajos en grasa. Un buen lugar para comenzar es la dieta DASH en la página 27. Pero recuérdese de no dejar que sus porciones se vuelvan muy grandes. Y siga los consejos en el resto de esta sección, los cuales pueden ayudarle a reducir las calorías de grasa.

Regla 4:

Coma al menos tres comidas al día, y por lo menos, dos bocadillos. No hay necesidad de pasar hambre.

Cómo Trabajará Esta Sección

Esta sección de perdida de peso tiene seis pasos:

1. Volviéndose activo
2. Reducir la grasa
3. Comer comidas simples
4. Cenar fuera
5. Resolver problemas
6. Mantener el peso fuera

PASO 1: VOLVIÉNDOSE ACTIVO

¿Cuán importante es el ejercicio? Muchos expertos sienten que es casi imposible perder peso permanentemente sin él. Cuando usted reduce el abastecimiento de alimentos, su cuerpo reacciona como si estuviese amenazado con pasar hambre. Desacelera el metabolismo para conservar el abastecimiento de grasa y ayudarle ha pasar por este tiempo de carencia. Así que, aun si usted se ha puesto en una dieta muy baja en calorías, la perdida de peso se detiene o se reduce. Por eso las personas pueden hallar casi imposible el continuar perder peso mediante dietas solamente—y mantener el peso fuera—a menos que reduzcan su comida a niveles de inanición.

El ejercicio puede ayudarle a sobrellevar esta altiplanicie quemando calorías y aumentando su tejido muscular, lo cual le ayudará a quemar más.

Complete el examen en las siguientes dos páginas para saber cuanto ejercicio está llevando a cabo ahora. Para este examen, cuente sólo los tipos de ejercicios que mueven su cuerpo entero o que aumentan sus músculos (estar parado de pie por horas no cuenta para la perdida de peso, aun si usted está cansado al final del día).

Comience con la columna de "Ahora". Luego, regrese a este examen dentro de tres meses para ver cuantos minutos de actividad ha añadido.

EXAMEN NO. 7:
MINUTOS DE ACTIVIDAD

1. ¿Cuántos minutos de ejercicio usted recibe como parte de su rutina diaria (incluyendo en el trabajo y en su hogar)?

Actividad	Minutos a la Semana	
	Ahora	En Tres Meses
Caminar camino al trabajo	____	____
Caminar como parte del trabajo	____	____
Cavar	____	____
Barrer, pasar aspiradora	____	____
Cortar el césped	____	____
Otro: _____	____	____
Total Semanal	____	____

2. ¿Cuánto ejercicio hace cuando se ejercita en el gimnasio o en su casa?

Actividad	Minutos a la Semana	
	Ahora	En Tres Meses
Aeróbicos, baile	____	____
Caminadora	____	____
Bicicleta de ejercicios/ máquina de escalones	____	____
Máquina de remar	____	____
Máquina orbital	____	____
Pesas*	____	____
Otro: _____	____	____
Total Semanal	____	____

* El utilizar pesas puede ser muy beneficioso para personas con alta presión sanguínea, pero no se lastime. Es mucho mejor crear músculo con repeticiones múltiples usando pesos moderados, que si intenta romper sus marcas de fuerza. Hable con su médico y con un entrenador cualificado para desarrollar un programa que sea seguro y efectivo para usted.

EXAMEN NO. 7: MINUTOS DE ACTIVIDAD

3. ¿Cuánto ejercicio hace en su tiempo libre fuera de casa?

	Minutos a la Semana	
Actividad	**Ahora**	**En Tres Meses**
Caminar (con o sin perro)	_____	_____
Correr	_____	_____
Ciclismo	_____	_____
Patinaje	_____	_____
Remar	_____	_____
Natación vigorosa	_____	_____
Otro: _____	_____	_____
Total Semanal		

Ahora, sume sus totales semanales

Recuerde regresar a esta página en tres meses para ver cuánto ha cambiado su actividad física.

Cómo Añadir Más Ejercicio

Para la mayoría de las personas, la manera más simple de añadir más ejercicio es caminar más. El caminar es excelente para la salud cardiaca, lo cual puede ser importante para usted. Recuerde que las personas con alta presión sanguínea tienen un riesgo mayor de enfermedad cardiaca y deberían intentar reducir su riesgo cuanto más puedan.

El caminar también es seguro. Casi todos lo pueden hacer.

(Si usted quiere comenzar una forma de ejercicio que es más exigente que el caminar, lea la sección de ejercicios, comenzando en la página 91. En ésta encontrará algunas guías de seguridad y maneras de seleccionar la actividad más apropiada.)

Caminando Más

Aquí hay algunas sugerencias para añadir minutos a su caminar.

MARQUE ALGUNAS DE ESTAS SUGERENCIAS SI FUNCIONARÁN PARA USTED

— Cambie su ruta de manera que camine más. Por ejemplo:
* Investigue los medios de transporte público; caminar desde y hasta la estación del tren o del autobús puede ayudarle.
* Estacione su auto de manera que tenga que caminar 10 minutos hasta su destino.
* Piense en algo más que funcionaría para usted:

— En su tiempo de descanso, camine de 5 a 10 minutos.
— En su trabajo, camine cuando sea posible:
* Camine a la oficina de un compañero en lugar de usar el teléfono.
* Utilice las escaleras en lugar del elevador.
* Cuando tenga que hacer mandados, váyase por el camino más largo.
* Piense en algo más que funcionaría para usted:

— En su hora de almuerzo, camine por 10 ó 15 minutos adicionales.
* Camine al restaurante.
* Camine al parque para comer su almuerzo.
* Almuerce en su escritorio, luego vaya a caminar (quizás con un compañero).
* Piense en algo más que funcionaría para usted:

— Cuando salga de compras, aprenda a no mover su auto para ir unas cuantas cuadras. En lugar, déjelo y camine.
— Tome caminatas de 15 a 20 minutos (o más) para ayudarle a terminar su día—quizás con su familia. Caminar antes de las comidas le ayudará a reducir su apetito.

Mantener un Registro

Por unos días, mantenga un registro de sus caminatas adicionales. Cuente cualquier tiempo que es mayor de cinco minutos. Aquí hay un ejemplo:

Martes:

Bajarme del autobús en la calle Maple	*10 minutos*
Caminar durante el tiempo de descanso	*5 minutos*
Caminar al almuerzo	*10 minutos*
Total	*25 minutos*

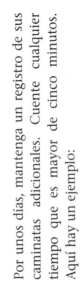

Un minuto aquí, un minuto allá—pronto sumará a una cantidad útil de minutos de caminar.

Como verá, un poco aquí, un poco allá, y pronto estará caminando una distancia grande todos los días. Si usted puede manejar una hora adicional de caminar u de otro ejercicio, mejor. Para ideas, vuelva a mirar el examen en las páginas 68–69 y vea si puede añadir más actividades a su rutina, ya sea caminando, o haciendo algo que usted encuentra más divertido. Por ejemplo, el ciclismo es un buen ejercicio para perder peso. La natación es un buen ejercicio, pero es poco probable que le ayude a perder peso, a menos que haga mucho y mantenga un buen paso.

NOTA DE SEGURIDAD: Si usted empieza cualquier actividad más vigorosa que el caminar, o ciclismo o natación moderada, lea la información de seguridad en la página 108 de la sección de ejercicio antes de comenzar.

¡No Se Detenga!

Para algunas personas, el ejercicio adicional puede ser suficiente para resolver sus problemas de peso por completo. Otros necesitarán la ayuda de dietas—pero la parte dietética mucho más fácil.

PASO 2: REDUCIR LA GRASA

En este paso, usted le dará atención especial a un ingrediente en las comidas: la grasa. Aun si usted no tiene mucho peso que perder, hace sentido el reducir el número de calorías de grasa. Recuerde que su presión sanguínea alta le ha dado un riesgo mayor de ataque al corazón y la grasa en la dieta es una de las causas principales de enfermedad cardiaca. También existe evidencia que indica que una dieta alta en grasa podría contribuir directamente a un aumento en presión sanguínea.

La grasa más dañina, desde el punto de vista de su corazón, es la grasa saturada. Este es el tipo de grasa que se obtiene de las carnes y productos lácteos, aceites tropicales y otros tipos de aceites que han sido "hidrogenados", tales como los aceites vegetales en la manteca o margarina. Sin embargo, es sabio reducir *todas* las grasas, tanto para control de peso y para la salud en general.

En caso que se esté preguntando que puede comer, hay buenas noticias. Los alimentos como los panes, las papas, fideos y arroz, no son grasosos, en cantidades *moderadas*. Bocado por bocado, estos alimentos son relativamente bajos en calorías (a menos que le añada grasa) y tienen la ventaja de le llenan a la misma vez que le hacen bien a su salud general. Y los vegetales son excelentes. La dieta DASH en la página 27 le da algunas guías. Aquí hay unas sugerencias para comenzar.

Control de Grasa

LEA ESTAS SUGERENCIAS Y MARQUE AQUELLAS QUE PLANEA UTILIZAR:

Carnes, Pescados y Aves

__ Reduzca el número de veces que come carne roja (aun las partes magras contienen grasa).

- Intente comer carne de res, de cordero o de cerdo tres o cuatro veces a la semana para comenzar. Luego, redúzcalo a una o dos veces a la semana.

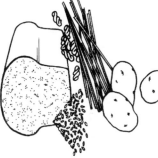

- Reemplace algunos platos de carnes con aves o pescado, o con platos, como frijoles, lentejas, granos y pasta.

Cuando coma carnes, reduzca el tamaño de la porción:

- Considere la carne como un condimento en lugar de un plato principal (por ejemplo, con frijoles, arroz integral o con vegetales).

- Límite las porciones al tamaño de un paquete de naipes (tres onzas).

Coma cortes magros, tales como la parte tierna del cerdo de cerdo o del costado.

- Corte tanta gordura como sea posible.

- Cocine en una manera que le permita descartar la grasa (por ejemplo, asado a la parrilla o al horno).

Evite la carne molida si es posible. Si la consume, cómprela extra-magra (o pida que un corte magro sea molido).

En lugar de carnes preparadas altas en grasa como salchichas y jamonillas, escoja tipos bajos en grasa como pavo. (Usted podría ser tentado a usar versiones bajas en grasa de las carnes preparadas como salchicha de pavo o jamón de pavo. ¡Cuidado! Los procesadores tienden a compensar la falta en grasa en estos productos llenándolos con sodio.)

Remueva la piel del pollo o pavo antes de comerlo.

No fría el pollo o el pescado.

Las buenas noticias son que los alimentos ricos en carbohidratos complejos pueden llenarlo sin muchas calorías.

Grasa Láctea

- Tome dos o tres porciones de leche sin grasa o de grasa reducida o productos lácteos al día.

- Cambie de leche completa o baja en grasa 2% a 1% o sin grasa. (Baja en grasa suena saludable, pero menos de la mitad de la grasa ha sido reducida.)

- La leche de un por ciento o sin grasa tiene tanto calcio como la leche regular. Todas son buenas para todos los miembros de la familia mayores de 2 años.

- No haga un cambio grande de una vez (por ejemplo, de leche completa a leche sin grasa). No le gustará. En vez, haga el cambio gradualmente. Manténgase una o dos semanas tomando 2%; luego 1%; luego si le gusta, sin grasa. (Si usted toma un vaso o más al día, utilice la leche sin grasa.)

— Coma yogur, preferiblemente sin grasa. Si usted quiere yogur helado bajo en grasa, lea las etiquetas (vea "Leyendo las etiquetas" en la página 75). Algunos tipos son mucho más altos en grasa que otros.

— Use yogur natural en lugar de crema agria.

— Reduzca el consumo de quesos regulares, los cuales son altos en grasa y sodio. Busque tipos de quesos bajos en grasa y sodio leyendo las etiquetas cuidadosamente. Los quesos bajos en grasa deberían tener tres gramos de grasa o menos por onza.

Productos de Panadería

— Si los productos tienen etiquetas, léalas. Busque alimentos sin grasa o bajos en grasa (dos gramos o menos de grasa por porción.) Evite aquellos con muchas calorías provenientes de la azúcar.

— Coma mayormente alimentos parecidos al pan tales como pan integral, panecillo inglés, bagels, palitos de pan (no los panecillos regulares—estos a menudo tienen tanta grasa como las donas).

Bocadillos

— Coma pretzels y patatas fritas bajos en grasa (en versiones sin sal) o palomitas hechas con aire sin mantequilla en lugar de patatas fritas regulares o nueces. Mejor aún, coma vegetales como bocadillo.

— Si quiere dulce, escoja aquellos que están hechos de azúcar como dulces duros, en lugar de grasa y azúcar como las barras de chocolate.

— Evite el helado regular. En su lugar, escoja sorbete, barras de jugo o yogur helado bajo en grasa.

Grasas y Aceites

— Al cocinar, reduzca la cantidad de grasa y aceite por lo menos a la mitad.

— Use sartenes antiadherentes. Si necesitan un poco de aceite, rocíelo con un poco de un producto rociador o frótelo con aceite.

— No fría—especialmente si la comida ha sido empanada.

— Reduzca la cantidad de mantequilla o margarina usada en el pan o en tostadas a la mitad (o busque un sustituto).

— Use aderezos para ensaladas bajos en grasa o sin grasa.

Comidas Congeladas

— Lea las etiquetas de los alimentos congelados. Ahora existen una plenitud de opciones bajas en grasa.

Leyendo las Etiquetas

Como pudo observar en la sección de sodio, los "datos de nutrición" en las etiquetas de alimentos dan información muy completa. Casi todos los alimentos procesados le dicen exactamente cuanta grasa hay en el producto. La información incluye:

- El tamaño de una porción;
- El número de gramos de grasa por porción;
- Qué proporción del "valor" diario promedio de grasa para una persona es provista por una porción.

El número que indica el porcentaje del "valor" diario promedio de grasa puede ser engañador, porque implica que la grasa es buena para usted. Es verdad que su cuerpo necesita un poco de grasa, pero usted no necesita añadir ninguna grasa de aceites o de alimentos preparados—hay suficiente grasa para sus necesidades escondida en los alimentos básicos como los granos.

La información de gramos de grasa, sin embargo, es muy útil. Aun si usted no reconociera un gramo si se lo encontrara en la calle (en realidad es aproximadamente 1/28 de una onza), usted puede comparar el número de gramos entre una marca y otra. O usted puede establecer "metas de gramos". Muchos nutricionistas

No hay necesidad de adivinar si un producto es bajo en grasa. Usted puede leer todo al respecto.

Datos de Nutrición	
Tamaño por Porción: 1 plato	
Porciones por Envase: 1	

Cantidad por porción	
Calorías 280	Calorías de Grasa 140

	% Valor Diario**
Grasa Total 8g	12%
Grasa Saturada 5g	25%
Colesterol 70 mg	23%
Sodio 800 mg	33%
Carbohidratos Total 38g	13%
Fibra dietética 3g	12%
Azúcares 2g	
Proteínas 14g	37%

Vitamina A 6%		Vitamina C 6%	
Calcio 10%		Hierro 2%	

* Los porcentajes de Valores Diarios están basados en una dieta de 2,000 calorías.

LUCHANDO CONTRA LA ENFERMEDAD CARDIACA

Desde el punto de vista de perdida de peso, la grasa es grasa. Tiene las mismas nueve calorías por gramo (comparado con cuatro por gramo para los almidones y las proteínas). Sin embargo, desde el punto de vista de su corazón la grasa más dañina es la grasa "saturada". Ésta es mayormente grasa de animales, pero también incluye otros tipos. Hay altos niveles de grasa saturada en:

La grasa de carne de res, cordero y cerdo;

La grasa de crema, incluyendo la leche, mantequilla, yogur, crema y queso;

Aceites tropicales, tales como el de coco y de palma;

Aceites que han sido hidrogenados durante el procesamiento.

Cuando usted añade cualquier tipo de grasa, es sabio evitar estos tipos y mantenerse con los aceites líquidos (como el de maíz, oliva o de maní). También, la grasa del pescado y de las aves es mucho mejor que el de las carnes rojas—es mucho menos saturada.

PERO desde el punto de vista de perdida de peso, hace sentido el reducir el consumo de grasas y aceites de **cualquier** tipo. Todos estos tienen muchas calorías.

sugieren que evite todo aquello que tenga más de tres gramos de grasa por porción—excepto por comidas completas congeladas, las cuales pueden tener hasta diez gramos de grasa por porción. (Si usted puede encontrar alimentos con un gramo o menos de grasa por porción, aún mejor.)

PASO 3: COMER ALIMENTOS SIMPLES

Para el control de peso, control de sodio y para buena salud cardiaca en general, los mejores alimentos son aquellos que crecen de la tierra y que no han sido sobre procesados desde que fueron cultivados. Estos alimentos no sólo son bajos en grasa, sino que también son altos en masa, así que le harán sentir lleno. Le ayudarán a mantener su sistema digestivo funcionando correctamente y le proveerán suficiente proteína, vitaminas y otros nutrientes.

En esta sección le instaremos a que coma alimentos provenientes de granos:

- Panes
- Pasta
- Arroz
- Granos como sémola, harina de avena y trigo de sarracano

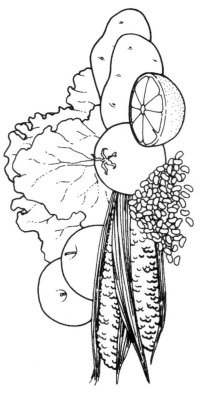

Si usted puede conseguir sus alimentos antes que otro los haya procesado, no habrá ingredientes sorpresas que le puedan afectar.

Y alimentos de vegetales:

- Vegetales verdes, especialmente aquellos con hojas como la espinaca
- Vegetales de raíz, incluyendo las papas
- Vegetales rojos y amarillos, incluyendo el maíz
- Vegetales secos como los frijoles y las lentejas

Y alimentos de frutas:

- Bayas y uvas
- Frutas de huerto
- Frutas tropicales, incluyendo banana
- Melones, tales como el cantalupe, melón dulce

Si usted ya ha trabajado en el Paso 5 de la sección de sodio, quizás ya haya añadido frutas y vegetales a su dieta diaria para ayudarle con sus niveles de potasio. Observe la página 56 de esa sección para ideas de cómo comer más frutas y vegetales. Aquí le daremos ideas para comer más alimentos de granos. Recuerde, cantidades moderadas de pan, arroz, papas y pasta no engordan, a menos que usted le añada grasa. Estos alimentos también le ayudarán a mantener sus calorías bajo control al reemplazar otros alimentos altos en grasa.

Tamaño de Porción

Una vez haya perdido peso y está comiendo para mantenerlo fuera (con la ayuda de ejercicios), probablemente no tendrá que preocuparse con el tamaño de las porciones. La dieta DASH en la página 27 recomienda los siguientes tamaños de porciones.

Vegetales

1 taza de vegetales con hojas, crudo	
½ taza cocido	

Frutas

6 oz. jugo	
1 fruta mediana	
6 oz. jugo de fruta	
¼ taza de fruta seca	
½ taza de fruta fresca, congelada o enlatada	

Granos

1 rebanada de pan	
1 taza de cereal seco	
½ taza de pasta, arroz o cereal cocido	

Añadir Alimentos de Granos

La dieta DASH sugiere siete a ocho porciones de alimentos de granos todos los días, y esto no necesariamente tiene que hacerle engordar. Aquí hay varias maneras de cómo añadir esas porciones de granos.

MARQUE AQUELLAS SUGERENCIAS QUE LE PAREZCAN BUENAS PARA USTED

___ Coma un cereal libre de grasa, bajo en sodio en el desayuno (como avena).

___ Añada una tostada, preferiblemente de cereales integrales, o un panecillo inglés (con mermelada en lugar de mantequilla).

___ Lleve consigo bocadillos parecidos al pan (tales como pretzels sin sal).

___ Durante el almuerzo, intente consumir por lo menos una porción de alimento de grano (por ejemplo, el pan de su sándwich).

___ Durante la cena, intente consumir dos porciones de alimentos de granos (por ejemplo, arroz y pan o pan y pasta).

___ Para el bocadillo de las tardes, coma maíz sin sal libre de grasa, o galletas de trigo o palomitas de maíz, hechas con aire sin sal o mantequilla.

Añadir Fibra

Usted puede haber escuchado rumores que la fibra adicional puede ayudarle a reducir su peso. Esto probablemente no es cierto—pero los alimentos altos en fibra pueden ayudarle a hacer placentero el proceso de reducción de calorías porque la fibra le ayuda a sentirse lleno (a la vez que le mantiene el sistema digestivo en buen funcionamiento). Un tipo de fibra (llamado "soluble"), el cual se encuentra en la avena, manzanas y otros alimentos, puede ayudarle a reducir sus niveles de colesterol.

COMIDAS "SIN CARNE"

Aquí hay una manera rápida de reducir la grasa en su vida y perder el peso a la vez que ayuda a su presión sanguínea. Aumente el número de comidas sin carne roja, pollo, pescado, huevos o queso. En otras palabras, cada semana tenga algunas comidas que sean vegetarianas en el sentido más estricto de la palabra.

Comience con el desayuno, lo cual le dará siete comidas a la semana que son sin carnes, sin huevos y sin queso. Añada dos o tres almuerzos o cenas que están basados completamente en alimentos de plantas. Luego, añada unos más.

Algunas personas pueden tener miedo de eliminar las proteínas que provienen de carnes, huevos y productos lácteos. No hay que preocuparse. Aun las personas que no comen alimentos de fuentes animales obtienen toda la nutrición que necesitan si comen una gran variedad de alimentos vegetales, incluyendo los granos enteros y legumbres como frijoles, lentejas y guisantes. De hecho, estos pueden tener más probabilidad de vivir vidas largas y saludables que aquellas personas que comen carnes. Y también tienen menos problemas controlando su peso.

Aquí hay unas ideas para comidas principales sin carnes:

Ensalada de frijoles
Sopa de frijoles
Sopa de lentejas
Arroz pilaf hecho con lentejas y bulgur
Chili vegetariano
Espaguetis hecho con salsa marinara
Guisado de vegetales con papas
Arroz con vegetales y curri
Hamburguesas vegetarianas (a veces llamadas "hamburguesas jardineras")
Vegetales revueltos con arroz o fideos

(Vea las Sugerencias para Lectura Adicional en la página 145 para libros con recetas vegetarianas.)

MARQUE AQUELLAS SUGERENCIAS QUE LE PAREZCAN BUENAS PARA USTED

— Cuando compre pan, verifique la lista de ingredientes. Busque por panes que tengan un tipo de grano entero como su primer ingrediente (tal como trigo entero).

— Intente el arroz castaño. Requiere un poco más de tiempo para prepararlo, pero es más alto en fibra y también sabe bien.

— Deje los vegetales y las frutas lo más intacto posible. No los pele a menos que sea necesario.

— No sobre-cocine los vegetales. Es mejor comerlos crudos o levemente cocidos (al vapor es mejor—hervirlos le remueve los nutrientes).

¿Qué Acerca del Azúcar?

El azúcar no engorda tanto como la grasa. Su mayor problema es que no es muy útil. No le hace sentirse lleno; no le provee nutrientes útiles; en otras palabras, le da calorías que no necesita y nada más. Pero si usted desea un manjar dulce, tómelo—después que no esté empacado con mucha grasa, como en barras dulces, helado regular y la mayoría de las galletas y pasteles.

Aquí hay algunos alimentos dulces bajos en grasa que en moderación están bien. Verifique las etiquetas para encontrar otros que también son bajos en grasa.

Yogur helado bajo en grasa
Gelatina
Barras de jugo
Fudgesicles™
Dulces duros
Malvaviscos
Frutas enlatadas

Sorbete
Barras de higo
Pastel esponjoso
Galletas de jengibre
Merengues
Galletas libres de grasa
Pastel libre de grasa

PASO 4: COMER FUERA

Para aquellas personas que tienen que comer fuera la mayor parte del tiempo, el control de peso (el control de grasa y de sodio) puede presentar un gran problema.

Está muy bien el tener una gran cena de restaurante en una ocasión especial. El problema es que para muchos americanos el comer en un restaurante ya no es un evento especial. De hecho, ¡muchos de nosotros comemos un tercio de nuestras comidas fuera de nuestro hogar! Así que para comidas diarias (o semanales) en restaurantes, es sabio planificar bien sus comidas para que éstas no lo llenen de grasa y de sodio.

Las sugerencias para reducir el **sodio** en las comidas de restaurantes se encuentran en la página 58. En esta sección, nos concentraremos en la **grasa.**

Comenzando

Existen guías que listan las calorías o el contenido de grasa de las comidas rápidas y de las comidas de otros restaurantes. Aquí encontrará varias sugerencias para ayudarle a comenzar a reducir la grasa cuando come fuera.

- En ocasiones especiales, cuando quiera darse un lujo, cómase un alimento alto en grasa—y quizás lo puede dividir con alguien. Luego, balancéelo con selecciones que son bajas en grasa. (Y planifique quemar las calorías adicionales con ejercicio.)

- Si come fuera a menudo, la idea de un alimento alto en grasa no es muy buena, pero pronto desarrollará una lista de alternativas que son tan sabrosas y que no tienen tanta grasa.

Restaurantes de Comida Rápida

Los lugares de comidas rápidas comúnmente tienen disponibles opciones bajas en grasas.

- Pregunte por folletos con información nutricional y lléveselos para leerlos en su casa o consulte la página Web de la cadena de restaurantes.

- Evite alimentos fritos con mezclas batidas o cubiertos en queso (una hamburguesa sencilla es mejor que pollo o pescado frito).

- Sea cauteloso cuando se acerca a alimentos que parecen ser saludables como las papas asadas. Si las papas están cargadas con queso y/o crema agria o una salsa de carne, remueva parte del relleno.

- Escoja ensaladas que le permitan añadir el aderezo. Use un aderezo bajo en calorías (bajo en sodio) si está disponible—o tome muy poco aderezo, manténgalo al lado de su comida y moje su tenedor en él para el sabor.

- En restaurantes de pizza, ordene una pizza con la corteza gruesa con la mitad del queso (pero tenga cuidado con las dosis altas de sodio). Escoja ingredientes vegetales en lugar de salchicha.

- Busque por versiones bajas en grasa de alimentos altos en grasa—por ejemplo, perros calientes de pavo en lugar de los regulares. ¡Pero cuidado con el sodio!

Restaurantes "Regulares"

Recuerde, *usted* está pagando la cuenta. Si el restaurante quiere su negocio, debería hacer un esfuerzo para reducir la cantidad de grasa en su plato, si usted lo pide.

Aquí hay unas sugerencias para comer fuera.

- Mientras espera, coma pan (pero no la mantequilla).
- Ordene a la carta—no cenas enteras.
- Escoja un aperitivo simple, tales como cócteles de frutas, rebanadas de melón o ensalada verde (con el aderezo por el lado).
- Si quiere sopa, evites las que son tipo crema. (Y tenga cuidado con el sodio en las sopas basadas en caldos de carnes).
- Para el plato principal, escoja pescado o aves que han sido asados o hechos al vapor. Evite platos descritos como cremosos, crujientes, empanados, salteados o fritos. También esté cauteloso de platos inventados como los guisados que pueden tener ingredientes misteriosos.
- Pida que la salsa o el caldillo sea servido aparte de manera que usted pueda tomar tanto como usted desee.
- Si escoge espaguetis o fideos con una salsa de carne o queso alta en grasa, pida que la salsa sea servida por el lado. Pida bastante pasta (de lo contrario, podría encontrarse con un plato que es mayormente salsa). Siéntase libre de dejar un poco en su plato.

- Considere un plato vegetariano si éste no está lleno de queso u otro producto lácteo alto en grasa.
- Siéntase libre de pedir que sus vegetales sean preparados sin salsas de crema, mantequilla u otros tipos de salsas.
- Coma frutas para el postre. O si desea algo especial, pida un rico postre y compártalo.

Aquí hay un resumen:

Palabras buenas en el menú	**No muy buenas**
Asado	Frito
Hervido	Salteado
Escalfado	Crujiente
Asado a la parrilla	Cremoso
Al vapor	Empanado
Horneado	Asado con grasa

Restaurantes Étnicos

Aquí hay unas sugerencias para ayudarle a ordenar comidas bajas en grasa en restaurantes étnicos:

Chino

En lugar de arroz frito y otros alimentos fritos, escoja arroz hecho al vapor, sopa 'wonton', vegetales o pollo revueltos—y quizás un plato alto en grasa para compartir. (Recordatorio de sodio: Pida comida sin MSG y use poca salsa soya.)

Italiano

Pasta en cantidades moderadas es excelente para su salud, especialmente en la forma que la comen los italianos—más pasta que salsa.

- En lugar de platos fritos o platos hechos con mucho queso, escoja platos con salsa de tomates, marinara o de almejas.
- Pruebe otros platos con salsa marinara (como camarones).
- No le añada queso parmesano a su comida. Éste le añade sodio y grasa.

Mexicano

Hay muy buenas alternativas mexicanas que no cargan la comida con manteca, queso o crema agria.

Fajitas de pollo, carne o vegetales

Sopa de frijoles negros

Gazpacho

Tacos de pollo

Salsa, tortillas, arroz mexicano

Frijoles negros (en lugar de frijoles refritos)

Fiambrería

Si usted almuerza en una fiambrería, su mayor peligro puede estar en las carnes procesadas como las salchichas y algunos jamones. Éstos son altos en grasa y en sodio.

- Escoja sándwiches hechos con pavo o pollo, carne de res o de cerdo magra, asada y sin procesar. (*Recordatorio de sodio: Tenga cuidado con el jamón, el atún, pastrami y pavo procesado—son bajos en grasa, pero están llenos de sodio.*)

- En lugar de mayonesa en su sándwich, humedézcalo con una rebanada de tomate.

- No tenga queso y carne en el mismo sándwich.

- Si su fiambrería le añade mucha carne a su sándwich, pida sólo la mitad y compense por ello añadiendo lechuga o tomate.

PASO 5: SOLUCIÓN DE PROBLEMAS

Las personas que no necesitan perder peso a menudo lo hacen sonar fácil. "Lo único que tienes que hacer es comer menos." "Lo único que tienes que hacer es ejercitarte más." Simple, ¿verdad?

En la vida real, usted está destinado a encontrar obstáculos. La comida es algo con lo que tenemos que enfrentarnos al menos tres veces al día, y el comer (o no comer) puede tener un efecto poderoso en nuestro humor y en nuestra fuerza de voluntad, al igual que en nuestras células de grasa. (Ésta es otra razón para hacer ejercicios—puede tener un efecto excelente en nuestro humor. Vea la próxima sección.)

Aquí hay unas sugerencias para mantener su cuerpo relativamente contento mientras pierde peso:

- Siempre coma las tres comidas principales. No pase por alto el desayuno (o el almuerzo o la cena).

- En cada comida, incluya alimentos substanciales como pan, cereal, papas, arroz o fideos. (¡No tome el "plato dietético" que consiste de una hoja de lechuga y un poco de requesón! Estará con hambre nuevamente luego de un corto tiempo.)

- Escoja panes de grano completo, lo cual le ayudará a mantenerse satisfecho por más tiempo que otros productos horneados hechos con harina refinada.

- No se llene completamente durante las comidas, porque hay un lapso de tiempo entre cuando usted acaba su comida y cuando se siente completamente lleno. Levántese de la mesa y camine un poco hasta que se comience a sentir lleno.

- Planifique comer bocadillos bajos en grasa por las mañana y las tardes (vegetales crudos, panes, galletas bajas en grasa).

- Para evitar comer entre comidas, escoja dos lugares en su hogar donde siempre comerá sus comidas y siempre siéntese para comer.

- Coma lentamente. Intente tardarse 25 minutos en cada comida.

- Evite leer y ver televisión mientras come. Concéntrese en su comida y disfrútela.

- Tome suficientes líquidos (seis a ocho vasos diarios).

- Comience sus comidas con una sopa de vegetales (sin crema o exceso de sodio) o una ensalada con un aderezo bajo en grasa o sin grasa. Esto le reducirá su apetito.

- Si se siente con hambre cuando no debiera, tome una caminata rápida o haga otro tipo de ejercicio. Esto le ayudará a quitarle la comida de su mente y podría reducirle el apetito.

Cómo Lidiar con Situaciones Especiales

Aquí hay algunas situaciones comunes en las que las personas comen de más y algunos remedios que puede intentar.

A menudo como de más cuando estoy en restaurantes o con mis amistades.

Algunas sugerencias:

- Piense para más adelante. Planifique lo que dirá para negarse a repetir.

- Planifique comer alimentos bajos en grasa (tales como panes o palitos de verduras) antes de salir para así reducir los retortijones de hambre.

- No se sienta culpable si deja comida en su plato. En los restaurantes pida que le empaquen lo que le sobre.

- Sea firme en los restaurantes. Después de todo, usted está pagando y tiene derecho a una comida baja en grasa. Así que pida su comida de la manera que a *usted* le gusta.

Como cuando estoy bajo tensión o deprimido.

Probablemente seguirá bajo tensión o deprimido luego de haber comido de más. De hecho, quizás se sentirá peor porque ahora también se sentirá culpable. Aquí hay unas sugerencias:

- Lea la sección acerca de la tensión en la página 117.
- Practique relajación instantánea de la siguiente manera:

    – Inhale profundamente mientras cuenta hasta cinco.
    – Aguante su respiración mientras cuenta hasta cinco nuevamente.
    – Exhale lentamente mientras cuenta hasta cinco.
    – Mientras respira, permítale a su abdomen expandirse—no respire solamente con su pecho.

- Cuando se sienta bajo tensión cambie el paisaje a su alrededor. Muévase a otra habitación o camine alrededor de la manzana.

- Busque una actividad que se haya prospuesto y hágala. (Se sentirá mejor acerca de usted mismo cuando la termine.)

- Rompa el hechizo y hable con alguien.

Cuando como demasiado, me siento culpable y dejo de perder peso.

Recuerde, usted no está "a dieta", así que no puede "romper" con la dieta. Seguro que todos comemos de más en algunas ocasiones. Eso no es importante. Lo importante es la manera en la que usted come *la mayor parte del tiempo*. Si usted comió más de lo que quería, no se maltrate. Dígase a sí mismo que la próxima vez estará mejor preparado para enfrentar la situación que lo hizo comer de más. Simplemente comience el próximo día con su estilo de comer bajo en grasa.

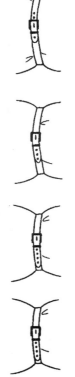

Si usted ha tenido que apretar su cinturón uno o dos agujeros, ¡felicidades! Su próximo reto será evitar que el cinturón se vuelva a soltar.

PASO 6: MANTENGA EL PESO FUERA

Si usted ha perdido peso anteriormente ya sabe que la parte más difícil puede ser el mantener fuera el peso perdido. Si usted ha intentado perder peso a través de dietas solamente, sin modificar su cuerpo físicamente, las libras perdidas pueden regresar mucho más rápido que como las perdió. ¿Por qué? En parte se debe a que perdió tejido muscular, que era su consumidor de calorías principal.

También, cuando usted pesa menos, su cuerpo simplemente necesita *menos comida*. Cada libra de peso consume aproximadamente 11 a 12 calorías por día, aun cuando no hace ejercicio. Cuando usted rebaja, necesitará menos alimento para mantenerse en el mismo peso—a menos que haga ejercicio. Es casi imposible (y poco saludable) sobrevivir con las pequeñas cantidades de comida necesarias para evitar recobrar el peso perdido.

Aquí hay unos consejos para ayudarle a mantener fuera el peso perdido:

- Cuando haya perdido el exceso de gordura, no piense que ha terminado el proceso. Piense que es un buen comienzo para un nuevo estilo de vida.

- Si las pulgadas comienzan a regresar, vuelva a hacer el proceso nuevamente.
    - — Analice su ejercicio.
    - — Analice su consumo de comida, especialmente de grasa.
    - — Balancéelos nuevamente.

Es posible que, aun si come menos y ha aumentado la cantidad de ejercicio que hace considerablemente, su peso no baje tanto como esperaba. Quizás le parezca imposible bajar su peso a los niveles ideales indicados en las tablas para alguien de su estatura y tamaño.

Pero:

- *Si* usted está velando por su salud en la manera descrita en este libro,
- *Si* se está ejercitando lo suficiente,
- *Si* está llevando una dieta baja en grasa, con bastantes frutas y vegetales,
- *Si* usted no tiene diabetes,
- *Si* su presión sanguínea está bajo control y su médico le ha indicado que sus niveles de colesterol están bien,
- Y *todavía* no se ve como un modelo.

No se preocupe. Quizás la intención de la naturaleza era que usted fuera más grande de lo normal. Usted todavía puede estar saludable, siempre y cuando esté llevando una dieta moderada y baja en grasa y esté ejercitándose.

Autoevaluación

Recuerde, tres meses después de haber comenzado el programa de perdida de peso, usted debería regresar al examen acerca del ejercicio en la página 68. Observe cuantos minutos de actividad le ha añadido a su rutina semanal.

Después de seis meses de haber comenzado el programa de control de peso, tome el examen No. 8 (en la próxima página) para ver si todo ha funcionado. Note los cambios que ha hecho desde que contestó estas preguntas por primera vez en la página 64.

EXAMEN NO. 8:
¿QUÉ USTED TIENE QUE PERDER?

Doble su brazo.¿Cuánta piel puede pellizcar detrás de la parte superior de su brazo?

— Un pedazo del tamaño de mi muñeca
— Un pedazo del tamaño de mi dedo pulgar
— Un pedazo del tamaño de mi dedo meñique

¿Cuánta piel puede pellizcar al lado, de su cintura, con su dedo pulgar en la parte superior del doblez?

— 2 pulgadas o más
— 1 a 2 pulgadas
— Menos de una pulgada

Mírese en el espejo y sea honesto. ¿Son esos bultos de gordura o de músculos?

— Pura gordura
— Mitad y mitad
— Músculo

¿Cuánto más usted pesa ahora por encima de lo que pesaba a los 20 años? (Salte esta pregunta si estaba sobrepeso entonces o si usted es un fisi-culturista serio con mucho músculo.)

— 20 libras o más
— 10 a 20 libras
— Menos de 10 libras

Mire la correa que ha usado por los últimos años. ¿Ha tenido que mover la hebilla a otro hoyo para hacerla más larga? ¿Más corta?

— Más larga por más de un hoyo
— Más larga por un hoyo
— Está igual que antes o más corta

¿Le gustaría a su cónyuge (o equivalente) que usted pierda peso?

— Definitivamente
— Probablemente
— En realidad, no

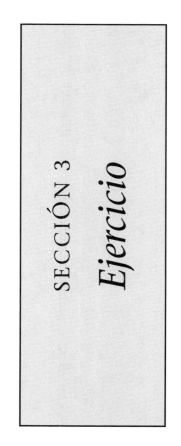

SECCIÓN 3
Ejercicio

Si usted comenzó con la sección de control de peso antes de leer esto, quizá ya haya añadido caminatas (u otro ejercicio) a su rutina. Eso es fantástico. Mientras más movimiento pueda tener en su vida, mejor. En esta sección le ayudaremos a disfrutar periodos largos de ejercicios, a medida que mejora su condición física, esté sobrepeso o no.

Esta sección tiene 5 pasos:

1. Entender los beneficios del ejercicio
2. Determinar cuanto ejercicio hace ahora
3. Empezar un programa de caminar de 4 semanas
4. Considerar maneras más vigorosas de hacer ejercicios
5. Ver cuán lejos ha llegado

PASO 1: ENTENDER LOS BENEFICIOS DEL EJERCICIO

El ejercicio puede hacer varias cosas:

- Ejercicio regular puede bajar su presión sanguínea directamente.
- Puede ayudarle a reducir su peso y a mantenerlo bajo control sin pasar hambre. (Los corredores de maratones y ciclistas de largas distancias no tienen problemas para mantenerse delgados.)

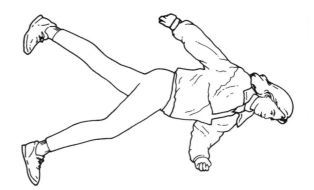

Si el ejercicio fuera una medicina usted no creería todos los beneficios que los investigadores le atribuyen—aunque todos son ciertos.

- Puede ayudarle a aumentar el tipo de colesterol "bueno" en su sangre y a reducir el tipo "malo" (vea "Su colesterol", página 15).
- Puede proveerle el mejor tranquilizante natural, lo cual puede ayudarle a su presión sanguínea (vea la sección de tensión, página 117).
- Puede llevar a su corazón y a su sistema circulatorio a una excelente condición. A medida que su corazón se hace fuerte, necesitará menos latidos para trabajar. Esto ayuda a reducir el uso y desgaste en sus vasos sanguíneos.
- Para muchas personas, se vuelve en una adicción saludable. El ejercicio es algo que disfrutan positivamente. Puede ayudar a contrarrestar cualquier sentimiento de haber sido privado si han reducido el consumo de sus comidas favoritas o han cambiado otros hábitos.
- Finalmente, el ejercicio puede darle más energía, hacerle sentir bien acerca de sí mismo y hacerle ver mejor.

¿Qué Tipo de Ejercicio Es el Mejor?

El mejor ejercicio para hacer todas estas mejoras es el tipo que mantiene su cuerpo entero moviéndose a una velocidad moderada—

una velocidad a la que pueda mantenerse por veinte minutos o más sin parar. Aquí hay unos ejemplos:

Caminar   Correr bicicleta
Remar   Patinar
Bailar   Brincar cuerda
Aeróbicos   Esquiar
Baloncesto   Fútbol
Correr   Nadar

PASO 2: DETERMINE CUANTO EJERCICIO HACE AHORA

Esta sección del libro le ayudará a comenzar. Pero primero, tome el examen No. 9 en la próxima página. Esto le ayudará a ver de dónde comenzará. Usted tomará este examen otra vez dentro de tres meses para ver cuánto más ejercicio está haciendo. Mientras tanto, aquí hay otro pequeño ejercicio: la prueba del pulso.

Prueba del Pulso

Ésta es una manera para tomar su pulso de descanso:

- Siéntese tranquilo por cinco minutos.
- Cuente su pulso en la muñeca (en el mismo lado que su dedo pulgar) o presionando suavemente en su cuello, a una pulgada a cualquier lado de su traquea (¡no presione lo suficiente como para cortar su flujo de sangre!) Cuente por un minuto.
- Repita luego en el día. Escriba el promedio de los dos números: _____.

En tres meses, hará este examen de nuevo para detectar los cambios beneficiosos en su pulso de descanso. Éste debería bajar a medida que su condición física mejora.

EXAMEN NO. 9: ENCONTRANDO SU PUNTO DE COMIENZO

¿Alguna vez toma caminatas?

Sí, por lo menos una vez a la semana

Algunas veces, pero menos de una vez a la semana ____

No ____

¿Alguna vez hace ejercicio al aire libre (correr bicicletas, correr, etc.)?

Sí, por lo menos una vez a la semana

Algunas veces, pero menos de una vez a la semana ____

No ____

¿Juega juegos que requieren caminar o correr?

Sí, por lo menos una a la semana

Algunas veces, pero menos de una vez a la semana ____

No ____

¿Alguna vez baila o hace aeróbicos?

Sí, por lo menos una vez a la semana

Algunas veces, pero menos de una vez a la semana ____

No ____

¿Alguna vez usa máquinas (de remar, caminadoras, bicicletas, de esquiar, de subir escalones)?

Sí, por lo menos una vez a la semana

Algunas veces, pero menos de una vez a la semana ____

No ____

¿Su trabajo requiere caminar, algunas veces, por más de media hora al día?

Sí, por lo menos una vez a la semana

Algunas veces, pero menos de una vez a la semana ____

No ____

UNA NOTA DE SEGURIDAD

La primera parte de esta sección de ejercicios es acerca de caminar. El caminar (nadar o correr bicicleta) a una velocidad moderada es seguro para casi todos y es un excelente ejercicio. Verifique con su médico si tiene alguna duda acerca de si estas formas moderadas de ejercicios son seguras para usted o no, o si está preocupado por problemas médicos. De lo contrario, puede comenzar.

Ejercicios que lleven a su cuerpo a su límite, como lo es el levantamiento de pesas, pueden subir su presión sanguínea marcadamente. Ejercicios extremos de todo tipo (incluyendo ciclismo, natación o caminatas rápidas y vigorosas) pueden ser peligrosos si usted no está en buena condición física.

Si *quiere* hacer algo vigorosamente, el Paso 4 de esta sección (comenzando en la página 104) tiene un examen para usted y suficientes consejos para proceder seguramente. Pero no salte a esa sección todavía. Le aconsejamos que lea esta información de caminar primero. Muchos de estos consejos para caminatas son útiles para todos y le ayudarán a establecer un programa de ejercicio que pueda seguir.

PASO 3: EMPEZAR UN PROGRAMA DE CAMINAR DE CUATRO SEMANAS

Este es un programa de cuatro semanas para ayudarle a comenzar a caminar. ¿Por qué, se preguntará, necesita usted un programa que le ayuda a hacer algo que usted ha estado manejando sin muchos problemas desde que tenía un año? Por estas razones:

- El programa le ayudará a encontrar tiempo para caminar.
- Le ayudará a encontrar maneras para hacerlo entretenido.
- Le ayudará a hacerlo en una manera útil.
- Le ayudará a caminar de una manera que no esforzará sus músculos.
- Le ayudará a sobrellevar las razones para *no* caminar que podrían entrar en su cabeza durante las primeras semanas o meses del programa.

Semana 1 del Programa para Caminar

MARQUE ESTOS PASOS A MEDIDA QUE LOS COMPLETA:

— Piense acerca de los zapatos. Si no tiene zapatos cómodos de tacón bajo que ya le hayan llevado muchas millas, compre un par especialmente para caminar o correr.

• Vaya a la tienda más grande (o a la mejor) de zapatos deportivos en su ciudad, donde los vendedores tienen mucha experiencia. No se apresure. Dígale al vendedor exactamente lo que usted desea y pase algún tiempo haciendo su selección.

• Lleve calcetines. Algunas personas usan 2 pares para caminatas serias—un par grueso para afuera y un par más fino pegado a su piel. Pero si los zapatos le quedan bien, un par de calcetines está bien.

• Esté seguro de que los zapatos tienen una suela gruesa, soporte para su talón y espacio suficiente para sus dedos.

• No los compre hasta que haya caminado alrededor de la tienda en los zapatos, asegurándose que su talón no se sale del zapato, los zapatos no le rozan y sus dedos tiene espacio suficiente.

• Busque ventas—pero no vaya por la selección más barata. Piense en los zapatos como una inversión importante para su salud.

— Planifique las tres veces que caminará por lo menos 15 minutos esta semana. Escríbalas aquí:

Día	Hora	Marque Cuando lo Haga
1.		
2.		
3.		

Asegúrese que tiene espacio para mover sus dedos.

Asegúrese que el talón le sirve cómodamente.

Lo bueno de caminar es que es gratis, excepto por el costo de los zapatos. Vale la pena invertir en un par que le llevará por muchas millas.

Aquí algunos pensamientos para ayudarle a planificar las horas para las caminatas:

- **No camine** a una hora que la temperatura puede estar sobre los 90 grados.
- **No camine** justo después de haber comido. Espere dos horas hasta que el trabajo duro de la digestión ha terminado y su cuerpo está listo para otro reto.
- **Camine** antes de las comidas—especialmente si quiere perder peso. Aunque usted no lo crea, el ejercicio moderado puede ayudarle a reducir su apetito, de manera que es menos propenso a comer de más.

Si es posible, haga arreglos para que alguien camine con usted. El tener a otra persona envuelta puede ayudarle porque será menos propenso a cambiar de parecer a último minuto si alguien está contando con usted. Y la caminata será más interesante.

¡Hágalo! Camine todas las veces que planeó:

- Camine sin cargar nada en sus manos, para que sus manos puedan moverse libremente. Si usted necesita cargar algo, lleve una mochila que pueda ponérsela en la cintura.
- Siempre comience despacio, después acelere el paso cuando sus músculos se hayan calentado.
- Camine vigorosamente, pero no se quede sin aliento. Si se encuentra respirando fuerte, reduzca el paso.

Semana 2 del Programa para Caminar

La primera tarea de esta semana es pensar acerca de la semana pasada.

	Sí	No
¿Encontró tiempo para caminar esta semana?		
¿Estaba cansado su cuerpo?		
¿Disfrutó las caminatas?		

Si tiene alguna marca en la columna de "No", no se rinda—tome un poco más de tiempo para planificar las caminatas de esta semana.

Encontrando Tiempo para Caminar

Si encontrar el tiempo es el problema mayor, entonces considere una de estas estrategias:

• Combine caminar con algo más. Si hay alguien con quien necesita o quiere hablar, hágalo durante su caminata. Use su caminata para compartir tiempo de calidad con amigos o miembros de la familia (o el perro).

• Levántese más temprano. Usted pensará que (a) dormir menos y (b) empezar el día haciendo algo que cansa lo dejará en mala forma por el resto del día. Lo cierto es que, el ejercicio regular puede mejorar la calidad de su sueño, por lo que no extrañará el tiempo de más en su cama. Empezar el día caminando puede darle más energía.

• Reconsidere algunas de las otras cosas que consumen tiempo en su vida y mire si puede hacer cambios. Por ejemplo, en lugar de ver las noticias en la televisión todas las noches, camine—y escuche las noticias en un radio portátil.

¿Estaba Su Cuerpo Incómodo?

Si usted tiene dolor en los huesos, coyunturas o músculos, reduzca la velocidad un poco en su próxima caminata. (Y vea la página 113 para consejos de prevención y tratamiento de lesiones leves.)

- Verifique la sección de calentamiento para ejercicio en la página 111 y empiece ha hacer los estiramientos regularmente. Estos ejercicios pueden ayudarle a prevenir lesiones y hacer sus músculos más cómodos en su trabajo.

- Si sus pies le duelen, examine sus zapatos. Considere unos nuevos. Si *son* nuevos, ajuste los calcetines y/o vendajes y dele otra oportunidad.

¿No Disfrutó Sus Caminatas?
Si no disfrutó sus caminatas, planifique mejorarlas.

- Si estaba aburrido, lleve una persona o radio consigo.
- Si no le gustó el paisaje, cámbielo. Camine en un lugar bonito.
- Si el clima estuvo terrible, vaya a su centro comercial con calefacción o aire acondicionado más cercano y camine alrededor, vigorosamente.
- Manténgase. Muchas personas encuentran que caminar se vuelve más placentero a medida que llevan sus mentes y cuerpos al ritmo correcto.

Consejos para el Control Del Clima
- Si el clima está frío, preste atención a su cabeza (lleve un gorro) y a sus manos (lleve guantes). Vístase con capas livianas de ropa, pues puede quitarse las capas de afuera cuando se calienta.
- Si el clima está caliente, evite el momento más caliente del día. Vístase con colores claros y si va a usar un gorro para mantener el sol alejado, use uno que esté bien ventilado.

El Programa de Esta Semana: Planifique para tres caminatas de 20 a 25 minutos cada una.

Día	Hora	Marque Cuando lo Haga
1.		
2.		
3.		

Esta semana comience a pensar en la **manera** que está caminando.

MARQUE ESTOS PASOS SEGÚN LOS LLEVA A CABO:

___ Mueva sus brazos libremente.

___ Lleve un reloj consigo. Cuente el número de pasos por minuto y escriba el número aquí: ___

___ Trate de aumentar el número de pasos por minutos por cinco. (Si se siente que está quedándose sin respiración, vuelva a su viejo paso. Puede tratar de aumentar la velocidad luego, cuando esté en mejor forma.)

UNA NOTA DE SEGURIDAD: Cada vez que empiece a respirar más profundo que lo normal cuando este caminando, tome la "prueba de hablar". Hable con un amigo, con el perro o con usted mismo. Si está muy corto de respiración para mantener una conversación sin lastimarse—¡baje su paso!

Semana 3 del Programa para Caminar

Primero, tome la misma prueba que tomó la semana pasada:

	Sí	Sí y No	No
¿Encontró tiempo para caminar esta semana?			
¿Estaba cansado su cuerpo?			
¿Disfrutó las caminatas?			

Si marcó que "Sí"
¡Felicidades! Usted está en camino para volverse adicto a caminar.

Si marcó que "No"

A este punto, las respuestas "no" necesitan tomarse seriamente. Si sigue sin encontrar tiempo para caminar, sigue teniendo dolor y sigue sin tener un buen tiempo, entonces el caminar no es el mejor ejercicio para usted.

Si a usted simplemente no le gusta caminar, entonces podría ser mejor tratar otra forma moderada de ejercicio, como el ciclismo (al aire libre o en una máquina). Si se lastima, podría tratar natación, que es menos fuerte en las coyunturas. Si está aburrido y está en buena forma y su doctor lo autoriza, podría moverse a las recomendaciones para "actividades vigorosas" en el Paso 4 de esta sección de ejercicios (página 104).

Si marco "Sí" y "No"

Usted todavía necesita hacer algunos ajustes.

- Esté seguro que sus zapatos le están proveyendo el soporte que usted necesita, sin rozarle.
- Trate de caminar en una superficie suave, como tierra o césped.
- Continúe con los ejercicios de calentamiento en la página 112.
- Haga un esfuerzo adicional para encontrar una hora cuando no se sienta deprisa o culpable; pídale a su familia ayuda.
- Si el caminar sólo por caminar no es divertido, entonces trate caminar por una razón. Por ejemplo, caminar al trabajo, o a la biblioteca o a la tienda.

El Programa de Esta Semana

Haga el programa para esta semana para tres caminatas básicas, las cuales deben sumar de 35 a 40 minutos a cada una.

Día	Hora	Marque Cuando lo Haga
1.		
2.		
3.		

Hasta ahora, usted debería poder caminar por más tiempo sin sentirse cansado y más rápido sin quedarse sin aliento, pero hacer una caminata de 35 a 40 minutos podría ser difícil. Es bueno dividir estas caminatas en dos. Camine al centro comercial a 20 minutos de su casa, y luego camine de regreso. O camine los últimos 20 minutos del camino a su trabajo en la mañana y los primeros 20 minutos del viaje por la tarde.

Investigaciones recientes han demostrado que aun si las caminatas son divididas en distancias más cortas de unos cuatro minutos a la vez, todavía obtendrá los beneficios. Sin embargo a la mayoría de las personas se les hace más fácil mantenerse al día en sus caminatas si las hacen en una o dos secciones.

Semana 4 del Programa para Caminar

De vez en cuando, usted leerá de personas que se mantienen saludables hasta edades avanzadas—muchas veces poblaciones enteras, escondidas en partes remotas del mundo. Usted podría escuchar diferentes teorías para explicar la salud y durabilidad de estas personas, desde germen de trigo hasta yogur o sistemas fuertes de apoyo familiar. Pero un factor importante es éste: estas personas tienden a caminar. Muchos caminan muchas millas todos los días. Y éste puede ser el secreto para sus vidas largas y saludables porque las investigaciones realizadas en este país también demuestran que las personas que caminan, viven más que las personas que no.

Añadiendo Tiempo

Caminar de 35 a 40 minutos tres días a la semana, hará mucho para mejorar su salud general y con eso, su presión. Pero no hay necesidad de detenerse ahí. Ahora que sus piernas están funcionando bien cómo medios de transporte, el darle más para hacer le traerá beneficios adicionales.

Esta semana, piense en maneras para añadir caminatas adicionales a su rutina. Y sólo por una semana, use el formulario en la próxima página para mantener un registro de todas las caminatas que tomen más de cinco minutos (incluyendo sus caminatas largas). Vea cuánto más puede aumentar su promedio diario. Caminar una hora sería ideal, si puede hacer el tiempo.

Llevando Registro de Sus Caminatas

Día	Duración	A Donde Fui	Total Diario
Domingo	1._____ 2._____ 3._____ 4._____	1._____ 2._____ 3._____ 4._____	_____
Lunes	1._____ 2._____ 3._____ 4._____	1._____ 2._____ 3._____ 4._____	_____
Martes	1._____ 2._____ 3._____ 4._____	1._____ 2._____ 3._____ 4._____	_____
Miércoles	1._____ 2._____ 3._____ 4._____	1._____ 2._____ 3._____ 4._____	_____
Jueves	1._____ 2._____ 3._____ 4._____	1._____ 2._____ 3._____ 4._____	_____
Viernes	1._____ 2._____ 3._____ 4._____	1._____ 2._____ 3._____ 4._____	_____
Sábado	1._____ 2._____ 3._____ 4._____	1._____ 2._____ 3._____ 4._____	_____

¡*Caminar puede añadirle años a su vida y vida a sus años!*

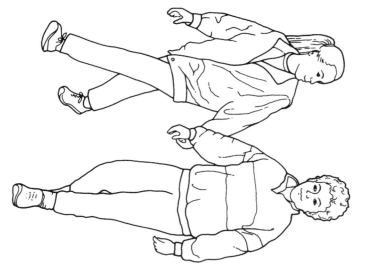

PASO 4: CONSIDERE ACTIVIDADES MAS VIGOROSAS

No hay nada malo con quedarse caminando de por vida. Pero algunas personas prefieren su ejercicio en una manera que trabaje rápido. También, algunas personas encuentran otros tipos de actividades más divertidas.

En "¿Qué clase de ejercicio es mejor?" en la página 92, nosotros decimos que el mejor ejercicio para su presión sanguínea (y para su salud en general) es el tipo que mantiene su cuerpo completo moviéndose—especialmente sus piernas. Un número grande de actividades cae en esta categoría, algunas de ellas bastante exigentes y/o entretenidas. La tabla "Selección de Ejercicios" describe algunas ventajas y desventajas de algunos tipos de actividades más aventureras.

Selección de Ejercicios

Actividad	Comentarios
Trotar, correr	Si estas en una buena condición física (Vea el examen No. 10 en la página 107), esto puede darle un entrenamiento excelente en un tiempo relativamente corto. Esté seguro de que está siguiendo las guías de seguridad en las páginas 108–111. El trotar puede ser fuerte en los pies, piernas, caderas y espalda.
Caminar vigorosamente	El caminar rápidamente, o cuesta arriba o con una mochila muy pesada puede ser tan exigente como trotar y puede ponerle en forma casi al mismo tiempo. Algunas personas cargan pesas para fortalecer la parte superior del cuerpo.
Ciclismo	La ventaja del ciclismo es que su cuerpo es sostenido, así que es más suave en las articulaciones y trabaja particularmente para las personas con artritis.
Nadar	Nadar suavemente es bueno para la flexibilidad pero no da mucho entrenamiento. Nadar moderadamente o rápido puede ser excelente para acondicionamiento.
Patinar	Si le han recomendado el evitar lesiones de riesgo mayor (las cuales son muy comunes). El patinaje provee un buen ejercicio y un buen entretenimiento (para usted y para los espectadores).
Patinar sobre hielo	Si hay hielo disponible, este es un excelente ejercicio.
Esquiar	Esquiar a campo travieso (en nieve o en una máquina) puede ser una de las formas de ejercicios más demandantes y efectivas.
Remar	Remar (ya sea en el lago o en una máquina) puede darle un buen entrenamiento para todo su cuerpo si lo hace bien.
Bailar, aeróbicos	Moverse con la música es una manera de hacer ejercicio divertida, ya sea con compañía o en una clase. La ventaja de la clase es que el instructor le ayudará a mantenerse en el nivel más apropiado y evitar los dolores.
Tenis	El tenis individual puede darle un buen entrenamiento; los doble puede que tenga muchos altos, comienzos y esperar por el compañero a que pase la pelota sobre la red.
Baloncesto, squach, racquetball, fútbol	Estos juegos son solamente si tiene una buena condición física—si cualifica (vea el examen No.10), éstos pueden ponerlo en condición física rápido.
Trabajar con pesas	Crear músculos puede ayudarle a su salud en general, su presión y su peso. Si su doctor lo aprueba, regístrese en su gimnasio local y tenga algunas clases con un entrenador para que pueda empezar.

¿Está Usted en Forma?

Como dijimos antes, las personas que quieren hacer actividades que son más vigorosas que caminar a velocidad moderada, ciclismo o nadar deben estar seguros que están en una condición suficientemente buena. El examen No.10 lo ayudará a decidir.

Comprobar con Su Doctor

Si no puede contestar "Sí" a todas las preguntas en el examen No. 10, es mejor si habla con su doctor antes de comenzar formas más vigorosas de ejercicio. Si usted es relativamente joven y no tiene más problemas además de su presión sanguínea—y está bajo control—su doctor le dirá probablemente que es seguro comenzar alguna forma de ejercicio que demanda más que caminar en la tierra (mientras siga las guías las guías para seguridad como las de las páginas 108–111). Si hay alguna duda, le deberían dar un "electrocardiograma de tensión", que envuelve caminar en una caminadora mientras su corazón es monitoreado.

Seguridad en la Edad Media

Si usted es una persona de 47–o aun 57 años de edad, y está en forma, se preguntará porque necesita consultar su doctor antes de empezar a correr. Y la respuesta depende en parte a sus circunstancias. El problema es que la condición física no se "queda", por lo tanto si usted estaba en una gran condición física el año anterior, no le ayudará mucho ahora. Si usted no lo usa, lo pierde, y tiene que empezar a construir nuevamente desde el principio.

Y el riesgo aumenta con la edad. Un adulto joven puede sobrevivir tensiones repentinas que algunos de la edad media no pueden. Hable con su doctor si está sobre los 45 y quiere *comenzar* ejercicios vigorosos *excepto* que:

• Haya estado ejercitándose a un nivel moderado continuamente, sin ningún problema—por ejemplo, caminatas enérgicas por lo menos tres veces por semana;

• Si usted intenta añadir actividades más vigorosas gradualmente—por ejemplo, empezar con un minuto de trotar lento por cada tres minutos de caminar;

• Y si sigue las guías de seguridad—por ejemplo, usar su ritmo cardiaco como guía (vea la página 108).

✓ EXAMEN NO.10: SU CONDICIÓN FÍSICA

	Sí	No
PESO ¿Está a 20 libras de lo que pesaba (o quería pesar) a los 20 años?		
PRESIÓN SANGUÍNEA ¿Está su presión sanguínea debajo de 140/90?		
ENFERMEDAD CARDIACA ¿Hasta lo que sabe, está libre de enfermedades cardiacas?		
OTRAS CONDICIONES MÉDICAS ¿Está libre de condiciones médicas crónicas para las cuales ve el doctor regularmente?		
EDAD (vea la nota de seguridad en la próxima página) ¿Tiene menos de 45 años?		
O:		
CONDICIÓN FÍSICA ¿Ha estado haciendo uno de los tipos de ejercicios vigorosos en la página 105 regularmente, sin ningún problema?		
O:		
APROBACIÓN MÉDICA ¿Le ha aprobado su doctor para hacer ejercicios vigorosos?		

GUÍAS DE SEGURIDAD

Hay dos maneras principales para estar seguro de que no está esforzando su corazón o otras partes esenciales:

1. Usar su ritmo cardiaco como monitor.
2. Usar sentido común.

Y recuerde, puede tomar varios meses para llegar a la velocidad si no se ha estado ejercitando regularmente (más desea competir). No trate de hacer demasiado, demasiado pronto.

El Ritmo Cardiaco

Cuando sus músculos grandes están trabajando duro, estos necesitan oxígeno adicional y su corazón se acelera para bombear más sangre rica en oxígeno a las partes que la necesitan. Este trabajo adicional fortalece el corazón y vigoriza el sistema circulatorio completo.

¿Cuán rápido debe latir su corazón? Le daremos el ritmo cardiaco ideal para alguien de su edad. Esto lo ayudará a evitar a forzar su corazón, y le dirá si se está ejercitando lo suficiente para hacerle bien a su corazón y al sistema circulatorio (incluyendo la presión sanguínea).

- Si su corazón está latiendo más rápido que el rango seguro para su edad, debería bajar.
- Si no está latiendo tan rápido como el rango para su edad, no está obteniendo todo el beneficio del ejercicio que usted debería y si está en buena forma, puede hacer ejercicio más vigorosamente.

Encontrando Su Pulso

Practique el encontrar su pulso y contarlo por un minuto. La mayoría de las personas usan el pulso en sus muñecas para encontrar el ritmo cardiaco, pero también puede usar su cuello para verificarlo, como a una pulgada a cualquier lado de la tráquea. Recuerde no presionar la arteria de su cuello muy fuerte mientras cuenta (cortar la fuente de sangre a su cerebro no es una buena idea).

Encontrando el Ritmo Ideal

Su corazón tiene una velocidad máxima que depende de su edad. Nunca debería—repita, nunca—ir más rápido. Por ahora, su ritmo ideal y seguro para ejercicio debe ser el porcentaje máximo, entre 65% a 75% de eso. (Más tarde, cuando esté en condición excelente, su médico podría decir que su ritmo puede subir más.)

Hay dos maneras de encontrar el ritmo ideal y seguro—uno complicado y uno simple:

Complicado:

Reste su edad de 220. Esto es su ritmo cardíaco máximo. Después calcule del 65% a 75% de esto. Ese es ritmo ideal y seguro.

Simple:

Use la tabla para encontrar los números para su categoría de edad. A medida que se acerca a la próxima categoría de edad, ajuste su ritmo cardíaco hacia abajo.

Ritmo Cardiaco Ideal para Diferentes Edades

65% a 75% de la capacidad máxima

RITMO IDEAL POR MINUTO

Edad	20	30	40	50	60	Más de 70
Rango	130–150	123–142	117–135	110–127	104–120	97–112

RITMO IDEAL POR SEGUNDOS

Edad	20	30	40	50	60	Más de 70
Rango	23–25	22–24	21–23	19–21	18–20	17–19

En el comienzo, necesitará verificar su pulso bastante frecuente para ver cuál es su ritmo cardiaco de acuerdo al rango ideal para su edad.

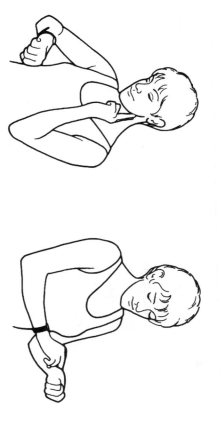

Usted tiene un monitor en su cuerpo que le ayuda a ejercitarse fuertemente pero no demasiado fuerte; su pulso.

- Verifiquelo de nuevo cada 10 minutos más o menos mientras esté haciendo ejercicio, o si presiente que ha subido (o bajado).
- Verifiquelo cuando haya estado haciendo ejercicio por cinco minutos.
- Verifique su pulso ahora, para practica.

Usando Sentido Común

El sentido común puede ser tan importante como los números para ayudarlo a ejercitarse seguramente.

- Siempre comience a ejercitarse *lentamente*, y deje que todas las partes que están trabajando (incluyendo el corazón) se ajusten en la sección gradualmente.
- Si se siente débil o mareado, o tiene dolor en el pecho, reduzca o pare (y dígaselo a su doctor).
- Tome la "prueba de hablar". No se quede sin aliento de manera que no pueda mantener una conversación.
- Vigile su "REP". Las siglas para "razón de esfuerzo percibido". En otras palabras, ¿Cuán fuerte *usted* piensa que su cuerpo está trabajando? Si parece muy fuerte, reduzca. Si tiene la suspicacia de que no va lo suficientemente rápido para hacer algún bien, acelere (pero verifique su ritmo cardiaco).

- No haga ejercicio cuando la temperatura está sobre los 90 grados.

- No haga ejercicio justo después de comer. Espere dos horas.

- Esté seguro de que bebe suficiente agua en tiempos calientes—antes, después (si es necesario) y durante el ejercicio. No hay necesidad de bebidas deportivas elaboradas—agua es lo mejor.

- No haga ejercicio vigoroso si tiene resfriado o fiebre.

- Haga ejercicio regularmente. Los beneficios no pueden ser almacenados—usted necesita seguir haciéndolos.

- Si ha parado de hacer ejercicios por una semana o más por alguna razón, empiece lentamente de nuevo.

CALENTAMIENTO Y ENFRIAMIENTO

Cuando empiece un programa vigoroso de ejercicio, usará probablemente músculos y tendones que han estado cómodamente dormidos por años. En algunos caso, si trata hacer mucho muy rápido, hay riesgo de lesión. En otros casos, es simplemente la probabilidad de dolores. Las partes trabajadas de su cuerpo pueden sentirse adoloridas si las sorprende con una carga de trabajo que no esperaban.

Calentamiento

El calentamiento puede ayudarle a hacer los músculos flexibles y reducir la posibilidad de lesión. Los ejercicios de calentamiento pueden ser de dos tipos:

1. **Calentamiento para el cuerpo completo.** Puede hacer esto empezando su ejercicio lentamente. Por ejemplo:

   - Haga unas pocas longitudes lentas en la piscina antes de comenzar a nadar a la velocidad regular;

   - Empiece a correr con una mezcla de caminar y trotar lentamente;

   - Pedalee su bicicleta lentamente por los primeros minutos.

2. **Caliente las partes por separado.** Ejercicios de calentamiento estiran sus músculos y los ayudan a estar preparados, y ayuda a prevenir lesiones (ver la próxima página).

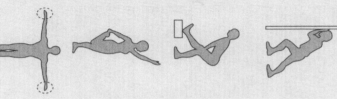

CALENTAMIENTO

Pase de uno a dos minutos en cada uno de estos ejercicios. Hágalos suavemente, sin vitalidad. Y si algo le duele—retroceda.

ESTIRAMIENTO EN LA PARED
Párese como a 3 pies de la pared. Inclínese hacia el frente, con sus manos contra la pared a la altura de los hombros (no doble la cintura) Lleve un pies hacia delante dejando los talones en el piso y la pierna trasera derecha.

ESTIRAMIENTO PARA TENDÓN DE LA CORVA
Ponga un pies en un banco, en el parachoques del auto o algo a una altura cómoda, con los dedos hacia arriba y la pierna derecha. Doble levemente la otra pierna e inclínese hacia el frente, doblando en las caderas y manteniendo la cabeza en alto y la espalada derecha. Aguante por un momento, luego cambie de pierna.

ESTIRAMIENTO PARA CUADRICEPS
Mantenga el equilibrio sobre su pierna izquierda con su mano izquierda en alto, con el dedo pulgar hacia atrás. Con su mano derecha, aguante su pie derecho. Suavemente empújelo con su mano, y aguante. Repita con el pie izquierdo.

CÍRCULOS CON LOS BRAZOS
Estire sus brazos hacia los lados. Dibuje un círculo aproximadamente un pie de diámetro con ambas manos al mismo tiempo. Repita cinco veces en cada dirección.

ESTIRAMIENTO DE LOS LADOS
Póngase de pie con sus pies separados como por 18 pulgadas y con las caderas centralizadas. Levante una mano, con la palma hacia arriba, los dedos apuntando hacia adentro. Párese derecho, o dóblese sólo unas cuantas pulgadas. Sienta como se estirara en el lado. Repita con la otra mano levantada.

ESTIRAMIENTO PARA EL CUELLO
Una las manos detrás del cuello y mire por encima de su hombro izquierdo. Suavemente incline la cabeza hacia abajo y hacia el frente, mientras mira sus pies. Luego continué el movimiento suavemente hasta que este mirando sobre su hombro derecho. No doble su cabeza hacia atrás.

Enfriamiento

El enfriamiento no es tan importante como el calentamiento en la prevención de lesiones, pero puede ayudarle a evitar sorpresas desagradables. Al final de una actividad vigorosa, su circulación se reduce, dejando más sangre en sus piernas (donde era necesario) que en su cerebro. El periodo de enfriamiento ayuda a igualar la circulación para que su cerebro obtenga la parte justa de nuevo. Sin el enfriamiento, puede que se sienta débil. No es complicado: Sólo camine lentamente por algunos minutos cuando la parte vigorosa del entrenamiento se acabe. O nade lentamente o pedalee lentamente.

Algunas personas repiten los ejercicios de calentamiento en este tiempo, cuando los músculos están flexibles y se estiran fácilmente.

LESIONES

Si le da dolor, aplique hielo por 10 minutos más o menos, tome una aspirina o equivalente para la inflamación y si es necesario, baje la intensidad durante la próxima sección de ejercicio.

Para torceduras más serias, incluyendo las que necesitan ser atendidas por el doctor, probablemente será aconsejado a usar el tratamiento **RICE**:

Repose la parte.
Inserte el miembro en hielo, de 15 a 20 minutos cada vez.
Comprímalo, envolviéndolo en un vendaje elástico.
Elévelo, mantenga la parte levantada, para que la sangre no se acumule.

PASO 5: VEA QUE TAN LEJOS HA LLEGADO

Tres meses más tarde después que haya comenzado ha hacer ejercicio, tome el examen de la próxima página. Y vea cuan lejos ha llegado desde que tomó su primer examen (página 94).

EXAMEN NO. 11:
REPORTE DE PROGRESO A LOS TRES MESES

¿Alguna vez toma caminatas?
Sí, por lo menos una vez a la semana ___
Algunas veces, pero menos una vez a la semana ___
No ___

¿Alguna vez hace ejercicio al aire libre (correr bicicletas, correr, etc.)?
Sí, por lo menos una vez a la semana ___
Algunas veces, pero menos una vez a la semana ___
No ___

¿Juega juegos que requieren caminar o correr?
Sí, por lo menos una vez a la semana ___
Algunas veces, pero menos una vez a la semana ___
No ___

¿Alguna vez baila o hace aeróbicos?
Sí, por lo menos una vez a la semana ___
Algunas veces, pero menos una vez a la semana ___
No ___

¿Alguna vez usa máquinas (de remar, caminadoras, bicicletas, de esquiar, de subir escalones)?
Sí, por lo menos una vez a la semana ___
Algunas veces, pero menos una vez a la semana ___
No ___

¿Su trabajo requiere caminar, algunas veces, por más de media hora al día?
Sí, por lo menos una vez a la semana ___
Algunas veces, pero menos una vez a la semana ___
No ___

> ✔ EXAMEN NO. 11:
> REPORTE DE PROGRESO A LOS
> TRES MESES
>
> **Ahora conteste las siguientes preguntas:**
>
> | | Sí | No |
> | -- | --- | --- |
> | ¿Se siente más fuerte? | ___ | ___ |
> | ¿Se siente con más energía? | ___ | ___ |
> | ¿Las personas le comentan que luce mejor? | ___ | ___ |
> | ¿Siente que extraña el ejercicio cuando no lo hace?| ___ | ___ |
>
> **Verifique su ritmo cardiaco cuando está en reposo, y vea si es más bajo que el de la página 93.**
>
> - Dos veces hoy, siéntese tranquilo por cinco minutos.
> - Cuente su pulso.
> - Escriba el promedio de los dos números: _____

CONCLUSIÓN

Se dice que la parte más difícil de cualquier programa de ejercicio es poner su pies afuera de la puerta (o en la máquina, si usa máquinas para ejercicios en casa). Si ha vencido todas las excusas que su cerebro ha creado para detenerlo de que pueda poner su pies afuera de la puerta (o en la máquina)—felicidades. Después de tres meses, su cuerpo probablemente está empezando a querer ejercicio, y puede que inclusive lo demande.

Aquí dos recordatorios:

- El ejercicio no puede ser almacenado. Necesita continuar haciéndolo para obtener los beneficios.

- Si por alguna razón se detiene, puede salirse de forma rápidamente. Así que cuando comienza de nuevo, tiene que empezar a crear la resistencia nuevamente, como si estuviera comenzando.

Pero hay buenas noticias: Si ha logrado establecer el hábito de hacer ejercicios regularmente, usted ha tomado uno de los pasos más importantes para mejorar su *calidad* de vida, al igual que su salud. Y su presión sanguínea mostrará la diferencia.

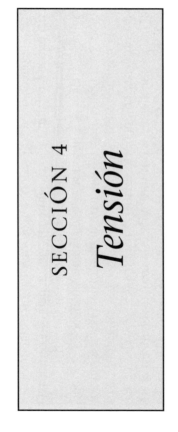

SECCIÓN 4
Tensión

Casi todos estamos bajo tensión algunas veces, y ciertamente no siempre es prejudicial. Personas con trabajos que parecen estar llenos de tensión (como los directores de orquestas) a menudo viven hasta muy mayores. La excitación de sus trabajos parece que los mantienen jóvenes y vivos.

Sin embargo, algunos tipos de tensiones pueden ser dañinas. En esta sección, le ayudaremos a identificar las causas de *sus* tensiones y decidir si ese nivel de tensión puede afectar su presión sanguínea y su salud en general.

¿CUÁN PERJUDICIAL ES LA TENSIÓN?

Ha sido popular por años el culpar al estrés por toda clase de problemas, incluyendo la alta presión sanguínea.

Es cierto que se conoce de un tipo de estrés que aumenta el riesgo de un ataque cardiaco: el estrés que ocurre con una personalidad que frecuentemente es hostil, ajorada e impaciente. Si esto le describe a usted, podría ser sabio el preguntarle a su doctor para ayudar a encontrar un buen programa de reducción de estrés o alguna consejería.

Pero la mayoría de los tipos de estrés no tienen un efecto permanente en la presión sanguínea. ¿Significa esto que no debería molestarse en tratar de reducir sus niveles de estrés? De ninguna manera. El controlar el estrés es útil por dos razones. En primer lugar, le puede dar a su presión sanguínea un aumento temporal, el cual puede ser dañino si estos aumentos vienen densos y rápidos. En segundo lugar, las personas que están bajo tensión se les hace difícil vigilarse a ellos mismos. Estos frecuentemente tienden a comer, fumar o tomar mucho y no encuentran tiempo para hacer ejercicio.

El resultado final es éste: Si tiene alta presión sanguínea, usted será prudente en encontrar maneras para bajar sus niveles de tensión. Pero no llegue al punto donde está muy preocupado acerca de la tensión y desarrolla más tensión. Para la mayoría de las personas, el control de la tensión va ha ser menos importante que los factores discutidos anteriormente en este libro, como la reducción de sodio y el control de peso.

EL VALOR DE LA TENSIÓN

La tensión fue muy útil para las personas de la pre-historia y los ayudó sobrevivir. Le dió la fuerza que necesitaban para luchar con osos, escaparse de los lobos o salirse de camino de las rocas cayén- dose. Cuando las personas modernas están bajo tensión severa, el cuerpo inmediatamente produce hormonas que les ayudan a estar preparado para el mismo tipo de lucha física:

- Sus vasos sanguíneos toman medidas drásticas para dirigir san- gre al celebro y los músculos que necesita para correr o pelear.
- Su corazón se acelera, para darle más oxígeno al celebro y los músculos.
- Su digestión se detiene para no utilizar energía que necesita en otro lado.
- Sus músculos obtienen un empujón de energía.

Este sistema trabaja bien en situaciones de tensión que requieren que haga algo físico, como escapar de un atacador o levantar un carro de la pierna de alguien. No trabaja tan bien en situaciones que son las causas más comunes de tensión en la vida moderna. Por ejemplo:

- No se supone que se escape de un jefe que está criticando su trabajo.
- No se supone que golpee el capataz que le está gritando en su cara.

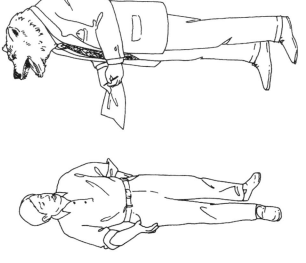

"Lucha o huye" era una respuesta útil cuando los antiguos humanos se encontraban cara a cara con animales salvajes. En los lugares de trabajo modernos, esto no funciona tan bien.

- Su energía física adicional no acelerará en la línea para la caja registradora o le ayudará a arreglárselas con adolescentes difíciles.

Las hormonas de tensión seguirán fluyendo por su sistema, preparándolo para la acción. Si usted está bajo tensión frecuentemente, esto podría hacerle daño a su salud.

¿QUÉ LE CAUSA TENSIÓN?

Cada persona puede tener una lista diferente de situaciones que le causan tensión porque los eventos afectan a las personas de diferentes maneras. *Usted* puede que odie pararse en la línea, cuando a su cónyuge no le molesta ni un poco. A *usted* puede que la tensión le haga rechinar los dientes en una situación que su compañero de trabajo la encuentra desafiante. Hay ciertas situaciones, sin embargo, que los expertos están de acuerdo de que le aumentan los niveles de tensión a todos: cambios en la vida, falta de control y poca comunicación.

Cambios en la Vida

Usted está más propenso a estar bajo tensión, cuando están ocurriendo cambios mayores, ya sean "buenos" o "malos". Un nuevo trabajo, un bebé nuevo, la boda de un hijo, una muerte, un divorcio, moverse a una comunidad nueva—todas éstas son situaciones que pueden causar tensión.

Falta de Control

Es más probable que esté bajo tensión si no puede controlar la cantidad de trabajo que llega a usted.

- Una mesera que no puede limitar el número de clientes que ella tiene que atender puede estar bajo más tensión que una que sabe que puede obtener ayuda si la carga de trabajo llega a cierto punto.

- Los trabajadores de una línea de ensamblaje pueden tener tensión si hay alguien controlando la velocidad de la línea. Si ellos tienen el poder para regular la velocidad ellos mismos, mucha de su tensión de desvanecerá.

Poca Comunicación

Usted puede que esté bajo tensión si no puede expresar sus propias necesidades claramente. O puede que haga que otras personas le den la espalda porque parece más agresivo de lo que intenta. Ellos pueden que sobre reaccionen—y esto puede resultar en más tensión para usted.

TRABAJAR CON SU TENSIÓN

En esta sección, le llevaremos a través de cuatro pasos:

1. Identificar su tensión
2. Mantener registro de su tensión
3. Aprender a tratar con situaciones de tensión
4. Practicar poner su cuerpo (y mente) a prueba de tensión

PASO 1: IDENTIFICAR SU TENSIÓN

La tensión puede aparecer de diferentes maneras: en su cuerpo, sus emociones o sus hábitos. Tome el examen para diferentes síntomas de tensión en la próxima página. Mientras más contestaciones de "Sí" marque, mayor es el nivel de tensión. Usted puede que tenga o no una manera tensa de vivir—pero su mente y cuerpo actúan como si la tuviera. Y eso es lo más importante.

PASO 2: MANTENER REGISTRO DE SU TENSIÓN

En este paso, usted practicará la identificación de agentes de tensión—la circunstancia (o personas) que le causan tensión. Note que el énfasis es en "usted". Los agentes de tensión pueden que no le causen tensión a otras personas—estos son su propiedad personal.

Recuerde, algunas veces lo que a una persona le puede causar tensión no representa ningún problema para otra. Primero, usted mantendrá un diario de tensiones, apuntando todo lo que le cause tensión por varios días.

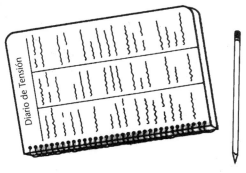

El primer paso para reducir su tensión es reconocer que la tiene—y mantener un registro de ella.

EXAMEN NO. 12:
¿CUÁLES SON SUS SÍNTOMAS?

1. Señales físicas de tensión

¿Usted siente algunos de estos síntomas en momentos en que se siente bajo tensión?

Síntoma	Sí	No	Algunas veces
Dolor de cabeza			
Trastorno del estómago			
Tensión en los músculos (dolor en el cuello o espalda)			
Rechinar los dientes			
Sudar			
Problemas para dormir			
Fatiga			
Falta de apetito			

2. Señales emocionales de tensión

¿La tensión se refleja frecuentemente en su humor?

Síntoma	Sí	No	Algunas veces
¿Se siente frecuentemente nervioso?			
¿Se entristece o deprime fácilmente?			
¿Se enoja o se torna hostil?			
¿Se siente sospechoso del mundo a su alrededor?			
¿Se siente aterrado porque tiene miedo de no tener las cosas listas a tiempo?			

✔ # EXAMEN NO. 12:
¿CUÁLES SON SUS SÍNTOMAS?

3. Hábitos
Algunas veces la tensión aparece en la manera en que las personas actúan:

Síntoma	Sí	No	Algunas veces
¿Come o toma mucho cuando está bajo tensión?			
¿Si usted fuma, usted piensa que es porque está bajo tensión?			

El "Diario de Tensión"

Mire los síntomas de tensión que justamente ha marcado. Después haga una nota cuando experimente alguno de esos síntomas, ya sea físico, como rechinar los dientes o tensión en los músculos, o emocional, como el sentirse ansioso. También anote cuando sienta que necesita comer, fumar o tomar porque está bajo tensión.

Aquí un ejemplo:

Día	Hora	¿Qué Sentí o Hice?	¿Qué Estaba Pasando?
Lunes	8 a.m.	Los músculos del estómago tensos, y dolor de cabeza comenzando	Atrapado en el tráfico
	8:20	Deprimido	Dan dijo que tenía que hacer mi informe de nuevo
	10	Me comí dos donas	Discusión con Jen acerca de la ventana

Si no puede traer su libreta y hacer una entrada completa en el momento que note el síntoma de tensión, escriba una o dos palabras en cualquier hoja de papel, haga la entrada completa cundo tenga el tiempo.

Usando Su Diario

Después de dos días, estudie su lista, y busque patrones.

- Decida cuales de sus momentos de tensión fueron causados por algún factor **externo**, como problemas económicos, problemas de salud, problemas de tiempo o exigencias de su trabajo.
- Luego decida cuales fueron **internos**, causados mayormente por su dificultad para comunicarse, o por la ansiedad acerca de cosas que no son realmente importante, o por sus sentimientos competitivos, o por el hecho de que usted demanda perfección de usted y de los demás.

Algunas veces ayuda enumerar su agentes de tensión así:

Atrapado en el tráfico — Externo

Enojado con Dan — Externo (él es un **$#*) e interno (yo sobre reaccione)

Ansioso por los niños — Interno—no hay motivo real para preocuparse

Llamar a los padres — Externo (Mamá está molesta conmigo)

¿Cuáles Son SUS Agentes de Tensión Principales?

Cuando tenga alguna practica pensando acerca de las causas de tensión en su vida, haga el examen No. 13 para ayudarlo a descubrir que le está molestando y que necesita mayor atención.

Primera Ayuda para la Tensión

Más tarde, le daremos sugerencias para trabajar en alguno de esos problemas. Mientras tanto, después del examen No. 13, encontrará algunos consejos de primeros auxilios que puede utilizar para bajar sus niveles de tensión en cualquier momento que se sientan muy alto para estar cómodo. Vea la página 127.

✔ EXAMEN NO. 13: IDENTIFICAR SUS AGENTES DE TENSIÓN

Marque sus agentes de tensión y calcule el efecto en usted.

1. AGENTES DE TENSIÓN EXTERNOS

Un cambio en la vida está afectándolo (como un nuevo trabajo, un bebé nuevo)

Un problema serio ⎯⎯
Un problema moderado ⎯⎯
Yo puedo vivir con él ⎯⎯

No hay tiempo suficiente para hacerlo todo

Un problema serio ⎯⎯
Un problema moderado ⎯⎯
Yo puedo vivir con él ⎯⎯

Personas en el trabajo le están causando problemas (y no se lo está imaginando)

Un problema serio ⎯⎯
Un problema moderado ⎯⎯
Yo puedo vivir con él ⎯⎯

Está preocupado por el dinero o por la salud

Un problema serio ⎯⎯
Un problema moderado ⎯⎯
Yo puedo vivir con él ⎯⎯

Otro: _____

Un problema serio ⎯⎯
Un problema moderado ⎯⎯
Yo puedo vivir con él ⎯⎯

Otro: _____

Un problema serio ⎯⎯
Un problema moderado ⎯⎯
Yo puedo vivir con él ⎯⎯

(continúa in la próxima página)

EXAMEN NO. 13: IDENTIFICAR SUS AGENTES DE TENSIÓN

2. AGENTES DE TENSIÓN INTERNOS

Está teniendo problemas comunicándose con miembros de la familia y con sus compañeros de trabajo

Un problema serio
Un problema moderado
Yo puedo vivir con él

Está teniendo problemas organizando su día

Un problema serio
Un problema moderado
Yo puedo vivir con él

Se siente competitivo

Un problema serio
Un problema moderado
Yo puedo vivir con él

Tiene sentimientos agresivos

Un problema serio
Un problema moderado
Yo puedo vivir con él

Tiene problemas con depresión y autoestima

Un problema serio
Un problema moderado
Yo puedo vivir con él

Está preocupado por los problemas en su comunidad y el mundo

Un problema serio
Un problema moderado
Yo puedo vivir con él

Otro: _____

Un problema serio
Un problema moderado
Yo puedo vivir con él

PRIMEROS AUXILIOS PARA LA TENSIÓN

Trate uno de estos remedios la próxima vez que se sienta con tensión:

	Marque si ha tratado esto	Marque si funciona para usted
Cuente hasta diez.		
Practique respiración profunda. Relájese, después respire de manera que su abdomen completo vaya hacia adentro y hacia fuera—no solamente su pecho. Inhale suavemente, mientras cuenta hasta cinco. Aguante su respiración mientras cuenta hasta cinco, después exhale suavemente, una vez más contando hasta cinco.		
Ordénele a sus músculos a relajarse.		
Tome un caminata alrededor de la manzana.		
Muévase a un cuarto diferente en su casa o lugar de trabajo, aun si es ir al pasillo o al baño.		
Cambie lo que está haciendo. Distráigase cambiando de tarea, o leyendo el periódico o una revista o cambiando el canal en el radio o la televisión.		
Hable con alguien. No tiene que ser acerca de lo que le está causando el problema—cualquier conversación le ayudara a romper el hechizo.		
Tome un vaso de agua o jugo.		
Encuentre algo bajo en calorías para comer o masticar.		
Encuentre un lugar seguro para su mente. Cambie a las memorias de unas buenas vacaciones o planes para el fin de semana.		
Abrace a alguien (o al perro).		

PASO 3: APRENDER A TRATAR CON SITUACIONES DE TENSIÓN

En este paso, le ayudaremos a desarrollar algunas soluciones a largo plazo para los problemas que identificó en los pasos 1 y 2. Pero mantenga en su mente que hay un límite sobre lo que se puede hacer a través de un programa de auto ayuda como éste. Si usted está seriamente tenso y ninguno de los remedios caseros que le sugerimos hacen mucha diferencia en sus niveles de tensión, entonces puede que necesite más ayuda. Por ejemplo, puede revisar un programa de reducción de tensión ofrecido por el YMCA local, hospital, clínica, universidad de la comunidad o una agencia para la salud mental. Si usted decide que la tensión y el enojo son un problema serio para su salud, puede que quiera ver a un consejero (su doctor debería poder ayudarle con esta decisión).

Si sus problemas no son tan serios, las siguientes sugerencias deberían ayudarle.

Manejar Su Tiempo

Mejor manejo del tiempo podría ser útil, ya sea que tiene mucho que hacer o simplemente mala organización de las tareas. Al darle una estructura a su día, el manejo del tiempo puede aliviarle la tensión que puede venir del aburrimiento.

- Haga un plan para el día. Es mejor si lo escribe, aunque algunas personas simplemente forman planes en sus cabezas. Esté seguro de que deja tiempo suficiente para las cosas que necesitan ser realizadas.

- Separe tiempo para manejar tareas rutinarias, como llamadas o contestar el correo, para que las pueda sacar del paso.

- Deje algún tiempo para usted—por ejemplo, planifique tiempo para caminar o leer por placer.

- No planifique su día completamente lleno. Deje algún tiempo libre para arreglar alguna emergencia o para ciertas tareas que tomen más tiempo de lo que usted pensaba. Y puede que quiera dejar tiempo, simplemente en caso de que se presente la oportunidad de algo que realmente quiera hacer.

¿Su día es muy corto para hacerlo todo? Hágalo más largo haciendo dos cosas a la vez.

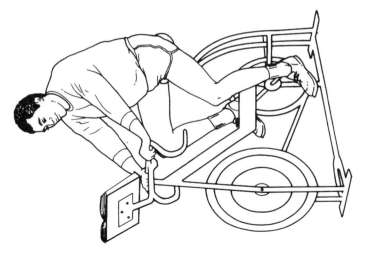

- Para economizar tiempo, planifique el hacer dos cosas al mismo tiempo. Por ejemplo, leer material importante mientras está en su bicicleta de ejercicios; combine diligencias; anime a su familia a comer juntos para que pueda discutir cualquier asunto familiar a las horas de comida.

- Delegue. Consiga que otros en el trabajo o en su familia tomen algunas de sus tareas (o hacer su parte justa).

Comunicándose Mejor

Luego de haber estudiado su diario de tensión, puede que haya pensado, "Pude haberle dicho… " o "Él no entendió… ".

Una mejor comunicación puede fácilmente quitarle la tensión en algunas situaciones—pero no es siempre fácil. Puede que encuentre difícil mantener su punto de vista (ser firme) sin ser demasiado fuerte (ser agresivo). Requiere practica. Aquí algunos consejos:

- Trate de anticipar cuando puedan venir situaciones difíciles, y practique que diría.

- Mantenga su punto de vista, sin culpar a nadie. (No diga, "Nunca me diste tiempo suficiente" sino "Realmente necesito un poco más de tiempo.")

- ¡Escuche! Concéntrese en lo que la otra persona tiene que decir.

- Esté completamente seguro de que ambos entienden lo que está pasando. Por ejemplo diga, "Déjame ver si entendí correctamente. Lo que estas diciendo es ...."

- Trate de que la otra persona este de acuerdo con un plan que ayude a evitar conflictos en el futuro.

- Si está apunto de explotar, tome un tiempo afuera. Puede que haya escuchado que es mejor expresar su coraje que reprimirlo—pero frecuentemente el poner en palabras los pensamientos de coraje puede empeorar las cosas. Es mejor separarse o cambiar el tema. Tome el tema de nuevo cuando esté lo suficientemente calmado para discutirlo.

- No deje que las personas lo atropellen (y pase el resto de su día humeando). Hable. Por ejemplo, si alguien le ha hecho un trabajo de reparación descuidado, calmadamente señale lo que está mal.

Cambiar Sus Pensamientos

Usted pensará que es difícil cambiar lo que pasa en su cabeza, pero trate. Con frecuencia funciona.

- Cuando los pensamientos de tensión lleguen a su cabeza (por ejemplo, va a encontrarse pensando que va a fracasar o estar en problemas), pare. Simplemente diga "¡Para!".

- Si está tenso porque está obsesionado acerca de algo, haga un esfuerzo para cambiar el tema en sus pensamientos. Muévase a un cuarto diferente; encienda el radio o la televisión; o llame a alguien. Piense acerca de los niños, o nietos, o su equipo favorito (si están haciendo bien) o sus próximas vacaciones.

Tratando con Situaciones Difíciles

Hay tres maneras como abordar las situaciones que le causan tensión:

- **Evite** la situación. Por ejemplo, si frecuentemente le aterra el quedarse atrapado en el tráfico, trate una ruta diferente, o trabajar horario flexible para evitar la hora de apuro.
- **Adáptese** a la situación. Por ejemplo, si se pone tenso esperando en línea, propóngase llevar siempre un libro con usted.
- **Modifique** la situación. Por ejemplo, si ha estado teniendo problemas terminando el trabajo a tiempo, reúnase con su jefe y compañeros. Pónganse de acuerdo en un nuevo sistema que le ayude a tener las cosas listas.

Algunas veces, puede que se sienta físicamente tenso aun cuando no hay razón aparente para estarlo. El próximo paso puede ayudarle a reducir este tipo de tensión.

PASO 4: PRACTICAR PONER SU CUERPO (Y MENTE) A PRUEBA DE TENSIÓN

En este paso, le ayudaremos a hacer sentir su cuerpo más relajado.

Algunas personas llegan a tener el hábito de vivir con niveles altos de tensión física. Estos no pueden sentarse, sus músculos tienden a estar muy tensos—y esto mantiene su presión sanguínea alta. El aprender a relajarse puede que no sea suficiente para bajar la presión, pero puede ayudar.

Le diremos cuatro formas que pueden ayudarle a tranquilizar su cuerpo: a través del ejercicio, con mejor calidad de sueño, reduciendo los químicos y por la relajación profunda de los músculos.

Haga Ejercicio Regular

Nosotros tenemos la esperanza de que usted ya este haciendo ejercicio regularmente. Si no, trátelo, siguiendo las recomendaciones en la sección de ejercicio. El ejercicio puede ayudarle en un sinnúmero de maneras:

- Le da un tiempo fuera de su rutina y un cambio de paisaje.
- Le hace sentirse bien acerca de lo que está haciendo por usted mismo.

- Ejercicio vigoroso, sostenido (como caminar enérgicamente por media hora o correr por 20 minutos) puede actuar como tranquilizante. Le puede hacer sentirse mejor completamente.

Verifique Sus Patrones de Sueño

Una de las mejores maneras para dormir mal es preocuparse acerca de dormir mal. No todos necesitamos ocho horas completas de sueño—y la calidad de su sueño es tan importante como la duración. Sin embargo, si *frecuentemente* tiene problemas quedándose dormido o si se levanta temprano, y se siente soñoliento o irritado durante el día, aquí algunas sugerencias:

- Considere cuanta cafeína está ingiriendo, en cola, café y té. Trate de reducirla tarde en el día, o incluso todo el tiempo.
- Haga más ejercicio, lo cual le dará una saludable sensación de cansancio. Pero no haga ejercicio tarde en el día. El efecto a corto plazo puede que lo haga sentirse alerta.
- Vaya a la cama más o menos a la misma hora cada noche.
- Si toma siestas, manténgalas de 20 minutos o menos.
- No se haga soñoliento con alcohol. El alcohol puede interferir con la *calidad* de su sueño de manera que, aun si es exitoso en mantener sus ojos cerrados por más tiempo, no se levantara muy refrescado.
- Si continua teniendo problemas frecuentes para dormir (más de una o dos veces al mes), hable con su doctor.

Vigile los Químicos

En la próxima sección de este libro, hablaremos acerca de los posibles efectos de la cafeína y el alcohol en su presión sanguínea. Por ahora, piense acerca de los efectos en sus niveles de tensión.

- ¿La cafeína lo acelera? Trate de reducirla. (Vea la página 137 para sugerencias.)
- ¿Tiene el hábito de tomar más de dos bebidas alcohólicas al día? Esa cantidad de alcohol puede empezar a desordenar su humor (y también puede subir su presión sanguínea). Usted

puede sentir que una copa alivia la tensión—pero a largo plazo el efecto puede ser opuesto.

- ¿Fuma para relajarse? Olvídelo—la nicotina es un estimulante. De hecho, uno de los principales problemas que tienen las personas cuando dejan de fumar es que se sienten soñolientas. (Vea la próxima sección para sugerencias de cómo dejar de fumar.)

Aprenda Relajación Profunda

Relajarse regularmente puede ayudarle a estar a prueba de tensión y cambiarlo a una persona calmada. A continuación le ofrecemos un método que ha sido demostrado que funciona en la reducción de los niveles de presión sanguínea.

1. Siéntese aparte por 15 minutos para relajarse al menos dos o tres veces a la semana.

2. Encuentre una silla cómoda en un cuarto donde pueda estar completamente solo.

3. Programe la alarma para 15 minutos para que no tenga que preocuparse acerca del tiempo.

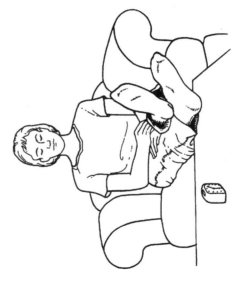

La relajación profunda no es difícil de aprender y puede ayudarle reduciendo su tensión y su presión sanguínea.

4. Siéntese con sus ojos cerrados. Luego relaje cada grupo de músculos en el orden indicado abajo, hasta que cada parte de usted se sienta flexible y caliente. En algunas ocasiones ayuda apretar los músculos antes de relajarlos para que pueda sentir el contraste. Empiece con su brazo derecho, después vaya en este orden:

(1) Muslo derecho   (6) Abdomen y nalgas
(2) Pantorrilla derecha   (7) Diafragma y pecho
(3) Tobillo y pie derecho   (8) Cuello
(4) Pierna izquierda (muslo,   (9) Mandíbula
     pantorrilla, pie)   (10) Frente
(5) Brazo izquierdo

5. Cuando su cuerpo esté completamente relajado, vacié su mente. Piense en una escena calmante, como el ondular del agua en la orilla del lago o la suave brisa rozando con la hierba.

6. Después de que la alarma suene, siéntese tranquilo por unos minutos adicionales, en lo que se ajusta a la realidad.

CONCLUSIÓN

La tensión es difícil de medir, por lo que se puede hacer difícil el juzgar si ha logrado o no el reducirla. Una manera de mantenerse por buen camino es mantener un diario de tensión por varios días cada mes. Esto le dirá que sigue necesitando atención—y que medidas de reducción de tensión están funcionando, para gradualmente eliminar los aspectos desagradables de su vida.

Afinando Su Vida

No importa cuan cuidadosamente mejore su manera de vivir comiendo bien y llevando su cuerpo a una buena condición física, sus esfuerzos pueden ser desperdiciados si sube su presión sanguínea con químicos. Las drogas de la calle como la cocaína tienen un efecto directo en la presión sanguínea—pero también lo tienen las drogas legales, como el alcohol, la nicotina y, para algunas personas, la cafeína.

ALCOHOL

Pueda que haya escuchado que el consumo moderado de alcohol puede ayudar a reducir el riesgo de enfermedades del corazón. Es cierto que una o dos copas al día puede ayudar a aumentar el tipo de colesterol beneficioso en su sangre (lipoproteína de alta densidad, o LAD). Pero las desventajas del alcohol pueden fácilmente superar sus ventajas. Si toma más de unas cuantas copas al día, el efecto neto puede ser perjudicial tanto para su corazón como a su hígado y otros órganos. Para muchas personas, dos o más copas al día pueden subir su presión sanguínea.

Aquí algunos consejos para aquellos que puedan necesitar disminuir su consumo de alcohol:

- Si no quiere parar de tomar por completo, disminuya el consumo de alcohol a dos copas o menos al día.

- Tome sólo con comidas.

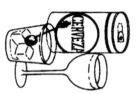

Un trago, una copa de vino o una cerveza—lo que sea que usted bebe, es todo lo mismo para su presión sanguínea. Más de una o dos bebidas al día puede ser perjudicial.

- Si espera estar en una situación donde va a estar muy tentado a beber de más, planifique con anterioridad. Consuma bebidas sin alcohol entre bebidas con alcohol. Tome las bebidas en vasos altos (cervezas o vino con soda) y beba a sorbos para que le dure más.

- Si le es difícil disminuir a dos copas al día, considere el dejar de beber por completo. Esto será más fácil a largo plazo.

NICOTINA

El cigarrillo puede matar más personas a través de ataques al corazón que por cáncer:

- Acelera la obstrucción de las arterias.
- Acelera la actividad del corazón y contrae a los vasos sanguíneos, lo que puede subir su presión sanguínea.
- Puede hacer los latidos del corazón irregulares, lo cual puede ser peligroso.

Piense en las personas que usted conocía que murieron de un ataque al corazón o de una apoplejía antes de los 50 ó 60 años. ¿Cuántos de éstos fumaban? Probablemente la mayoría de ellos. Para personas con alta presión sanguínea, el fumar es especialmente peligroso.

Si usted fuma, probablemente quiere dejarlo. La pregunta es ¿cómo? Si ha tratado y no logró hacerlo, puede que no se sienta bien acerca de sus posibilidades. Piense en sus pasados intentos como oportunidades de aprendizaje. De los millones que han

Más de 40 millones de americanos han dejado de fumar

dejado de fumar, la mayoría ha tenido que intentar más de una vez antes de estar libres de los cigarrillos de por vida. Aquí hay algunas sugerencias:

- Use el parcho de nicotina. Si sigue las instrucciones cuidadosamente, puede ayudarle a sobrepasar su dependencia física a la nicotina durantes las primeras semanas. Si tiene algunas dudas al respecto, pregunte a su doctor.

- Si anteriormente trató el parcho y no le ayudó, hable con su doctor acerca de un medicamento llamado Zyban (también conocido como bupropion o Wellburtin), el cual algunas personas encuentran útil.

- No importa si está usando el parcho o no, siga estas sugerencias:

  - Señale una fecha para dejar de fumar.

  - Prepare substitutos (comidas bajas en calorías; delicias que puedan darle placer; actividades para distraerlo).

  - Planifique de ante mano para situaciones que se pueda sentir tentado a fumar. Evite esas situaciones, o preparese para los demás planificando que decir o hacer para defenderse contra la tentación.

  - Cuando la ansia lo ataque, ¡muévase! Camine a otra habitación. Haga algo. Tome un vaso de agua. Hable con un amigo. Mire su reloj—la ansia se hará más corta según los días pasen.

  - Respire profundo. Inhale suavemente mientras cuenta hasta cinco silenciosamente. Aguante la respiración mientras cuenta hasta cinco nuevamente. Exhale a la cuenta de cinco.

- Espere tener momentos difíciles durante la primera semana—pero siga diciéndose a sí mismo que vale la pena. Hable con personas que han dejado de fumar. Ellos le asegurarán que está haciendo una de las mejores cosas que puede hacer por su salud.

- Dígase a sí mismo que no tiene opción. Si su presión sanguínea está alta, el dejar de fumar es imprescindible.

CAFEÍNA

La cafeína no tiene que ser perjudicial. Aunque puede aumentar su presión temporeramente, la presión no se queda alta. Sin embargo, algunos doctores pueden sugerirles a sus pacientes tomar menos café—particularmente si está interfiriendo con el dormir o en permitir relajarse. Como regla, debería reducir si está tomando más de dos tazas fuertes de café al día.

La cafeína es una droga adictiva. Si la elimina completamente, puede que le den síntomas de abstinencia por unos días, incluyendo sueño y dolor de cabeza. Para ayudar a evitar estos síntomas, trate el reducir el consumo gradualmente:

- Cada semana, cambie una de sus tazas diarias de café al tipo descafeinado. Finalmente, cambie completamente a descafeinado.

- Explore con los sabores de té de hierba.

- Cambie las gaseosas con cafeína a gaseosas sin cafeína, o (mejor) a agua o jugo.

¿Cuán Lejos Ha Llegado?

Si ha trabajado a través de este libro y ha tomado algunos (o incluso todos) de los consejos, ¿cómo le va? En la próxima página encontrará otra copia del examen que tomó primero en la página 31. Tome el examen de nuevo, para ver si su puntuación de riesgo ha cambiado.

SOLUCIÓN DE PROBLEMAS

Si no ha bajado todavía su puntuación de riesgo tanto como le gustaría, pase algún tiempo adicional repasando las secciones de este libro que pueden ayudarle. Por ejemplo, si el peso no está todavía donde le gustaría, vuelva y lea esa sección. Si es necesario, reduzca el consumo de alimentos o haga más ejercicios. O tal vez sólo sea paciente—puede que necesite más tiempo.

Si su puntuación de riesgo ha bajado porque usted está haciendo todo correctamente, pero su presión sanguínea sigue alta, hable con su doctor. Él o ella le aconsejará que se mantenga con su nuevo estilo de vida y simplemente le diga que sea paciente. O puede que necesite ayuda adicional en forma de medicamentos.

PARA EL FUTURO . . .

Si ha bajado su presión sanguínea, felicidades. Ha reducido su riesgo a varias enfermedades desagradables. Sería bueno prometerle

EXAMEN NO. 14:
MIDIENDO SU PROGRESO

Primero, hay un factor que usted no puede hacer nada al respecto:

Familia

Un punto si su padre o madre, hermana o hermano tiene (o tenía) alta presión sanguínea.

A continuación hay cinco factores que usted si *puede* controlar: ___

Peso

Pellizque la piel al lado de su cintura (pulgar encima del doblez). Un punto por cada pulgada. ___

Sal

Si usted añade sal a la comida en la mesa, un punto. ___
Si frecuentemente come refrigerios salados como patatas fritas, nueces o pretzels, otro punto. ___
Si utiliza comidas preparadas como platos congelados, sopas, salsas o mezclas (excepto las bajas en sodio) o frecuentemente come comidas rápidas, un punto. ___

Ejercicio

Si usted no camina (o hace otro ejercicio) 3 ó más días a la semana por lo menos por 20 minutos, un punto. Si es un verdadero holgazán, dos puntos. ___

Tensión

Si usted se siente a menudo hostil, precipitado o impaciente, añada un punto. ___

Químicos

Un poco de alcohol con la comida está bien, pero si usted toma más de dos bebidas por día o usa drogas de la calle or sobrevive de cafeína, un punto. ___

TOTAL ___

que ahora se puede olvidar de su presión sanguínea y pensar en ella como un problema del pasado. Desgraciadamente, una vez ha sido diagnosticado con alta presión sanguínea, nunca podrá olvidarse completamente. Los medicamentos no "curan" la alta presión sanguínea alta, por lo tanto tendrá que continuar tomando su medicina de por vida. Los cambios en el estilo de vida no "curan" la alta presión sanguínea tampoco. Si ha bajado su presión perdiendo peso, reduciendo el sodio y haciendo ejercicio, excelente—pero recuerde que la presión subirá a menos que mantenga sus nuevos hábitos.

Aquí una palabras finales para su vida:

- Vea a su doctor tan seguido como su doctor le sugiera.
- Busque a alguien que mida su presión sanguínea regularmente o hágalo usted mismo.
- Si debe tomar medicamentos, ¡tómeselos! Nunca pare de tomar sus medicamentos o reduzca su dosis usted mismo—siempre trabaje con el doctor al hacer cambios a sus medicamentos.
- Mire el lado positivo. Su problema a sido diagnosticado ha tiempo. La presión sanguínea *puede* ser tratada, previniendo todos los problemas peligrosos que puede causar.
- Y si ha hecho algunos de los cambios sugeridos en este libro, como resultado probablemente esté más saludable.

GLOSARIO

alta presión sanguínea (o hipertensión): Un incremento crónico en la presión sanguínea por encima del rango normal.

apoplejía: Una escasez repentina de sangre en el cerebro, causada cuando el transporte de sangre es interrumpido por el bloqueo en las arterias o cuando las arterias estallan.

arteria: Vasos sanguíneos que transportan la sangre del corazón a las diferentes partes del cuerpo. Las arterias se expanden y se contraen ligeramente a medida que la sangre fluye a través de ellas.

arterias coronarias: Pequeñas arterias (de no más de aproximadamente un octavo de pulgada de diámetro) que proveen sangre al músculo del corazón. Los ataques al corazón son causados cuando la arteria coronaria es bloqueada y el músculo del corazón es privado del oxígeno transportado por la sangre.

ataque al corazón: Interrupción repentina del flujo de sangre a parte del músculo del corazón, resultando en daños a éste o muerte. La mayoría de los ataques al corazón son causados por bloqueos en las arterias coronarias que transportan sangre al corazón.

aterosclerosis: Acumulación en las arterias debido a depósitos de colesterol y otras sustancias. A medida que el acumulo aumenta, las arterias se tornan angostas y pueden ser bloqueadas completamente (frecuentemente debido a que un coágulo de sangre se queda estancado donde la arteria es angosta).

colesterol: Una sustancia grasosa ("lípidos") encontrada en todos los tejidos animales. Está solamente presente en los alimentos que provienen de animales, incluyendo carnes, pescado, aves, huevos, grasa animal como manteca de cerdo y productos lácteos. El exceso de colesterol en la dieta ayuda a aumentar los niveles de colesterol en la sangre, lo que puede conducir a un bloqueo de las arterias.

estetoscopio: Instrumento para escuchar que es usado para oír los sonidos de la sangre fluyendo a través de las arterias mientras la presión sanguínea es medida.

grasas saturadas: Tipos de grasas en la dieta que están "saturadas" con hidrógeno y ayudan a elevar los niveles de colesterol en la sangre. Estas grasas son mayormente encontradas en alimentos de origen animal y en algunos de origen de vegetal como lo son los aceites tropicales. Las grasas saturadas usualmente son sólidas a temperatura ambiente.

hipertensión: Vea "alta presión sanguínea".

lipoproteína de alta densidad (LAD): El tipo de colesterol "bueno", el cual puede transportar los "malos" tipos fuera de los tejidos.

lipoproteína de baja densidad (LDL): Un componente dañino del colesterol sanguíneo que puede contribuir al riesgo de ataque cardiaco y apoplejía.

obesidad: Estar significativamente sobrepeso—usualmente, 30% o más por encima del peso ideal.

prehipertensión: El término usado cuando la presión sistólica está entre 120 y 139, y/o la presión diastólica está entre 80 y 89.

potasio: Un mineral importante en el cuerpo que se encuentra mayormente dentro de las células. Altos niveles de potasio en la dieta ayudan a mantener niveles normales en la presión sanguínea.

presión sanguínea diastólica: La más baja de las dos medidas de la presión sanguínea. Da la presión en la arteria cuando el corazón está relajado entre latidos.

presión sanguínea sistólica: La más alta de las dos medidas de la presión sanguínea, e indica la presión adentro de la arteria cuando el corazón se está contrayendo.

sodio: Un mineral que es encontrado en casi todos lo tejidos animales y de las plantas. El exceso de sodio en la dieta puede incrementar la presión sanguínea, y hacerla difícil de bajar. Sal de mesa (cloruro de sodio) es casi mitad sodio.

SUGERENCIAS PARA LECTURAS ADICIONALES

American Heart Association. 2002. *The American Heart Association Low-Salt Cookbook: 2nd Edition.* Random House.

American Heart Association. 2001. *The New American Heart Association Cookbook.* Ballantine Books.

Bailey, Covert. 2000. *The Ultimate Fit or Fat: Get in Shape and Stay in Shape.* Houghton Mifflin.

Connor, Sonja y Connor, William, M.D. 1991. *The New American Diet System.* Fireside.

Farquhar, John W., M.D. y Spiller, Gene A. 2002. *Diagnosis–Heart Diseas: Answers to your questions about recovery and lasting health.* Norton.

Freeman, Mason W., M.D. y Junge, Christine E. 2005. *Harvard Medical School Guide to Lowering your Cholesterol.* McGraw-Hill.

Moore, Thomas, M.D. y otros. 2003. *The DASH Diet.* Pocket Books.

Y para navegar en el Web:

La Sociedad Americana del Corazón:
  http://www.americanheart.org

El Instituto Nacional del Corazón, Pulmón y Sangre:
  http://www.nhlbi.nih.gov

ÍNDICE